Krafttraining

für Frauen

Krafttraining

für Frauen

garant

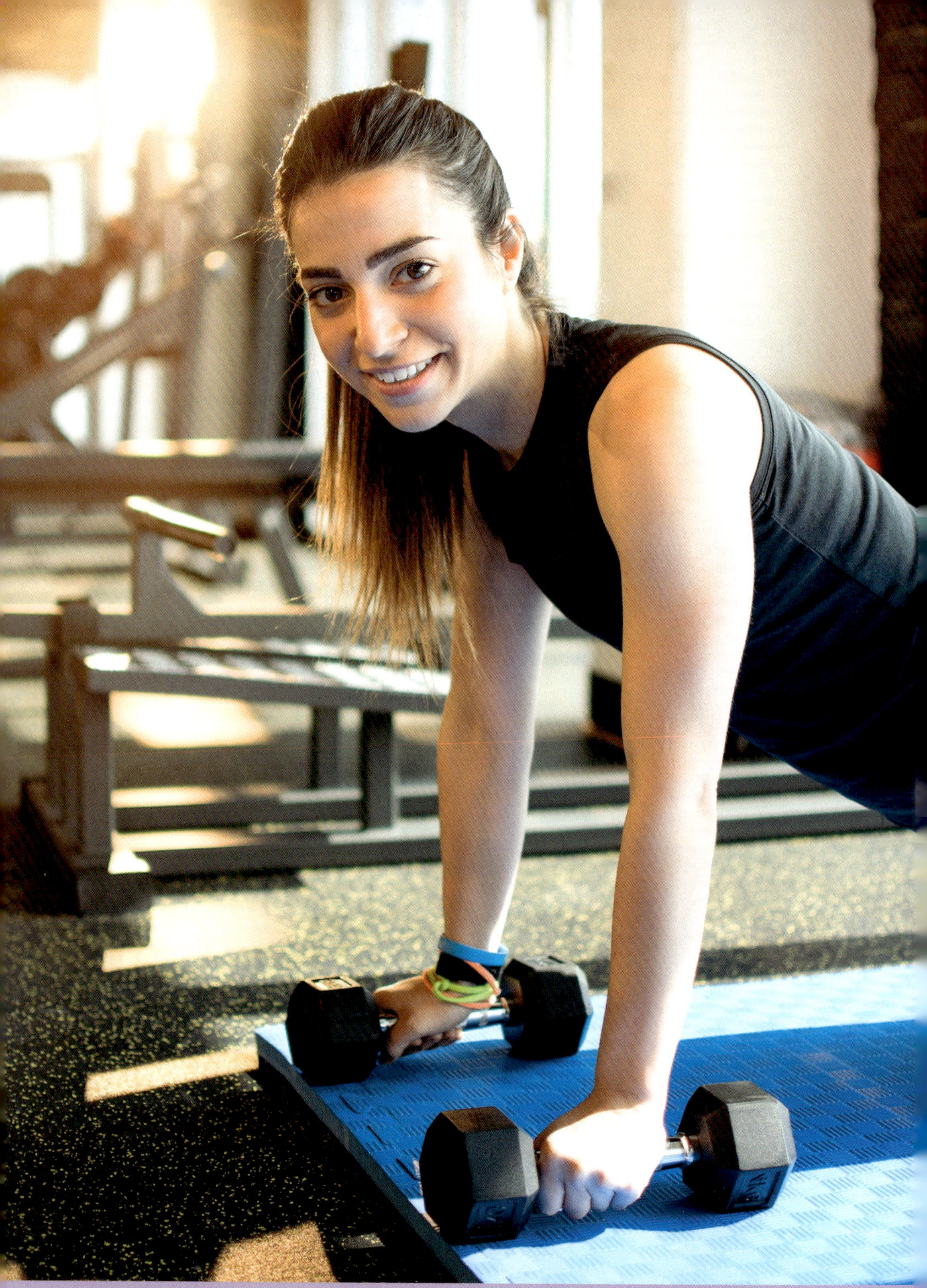

Inhalt

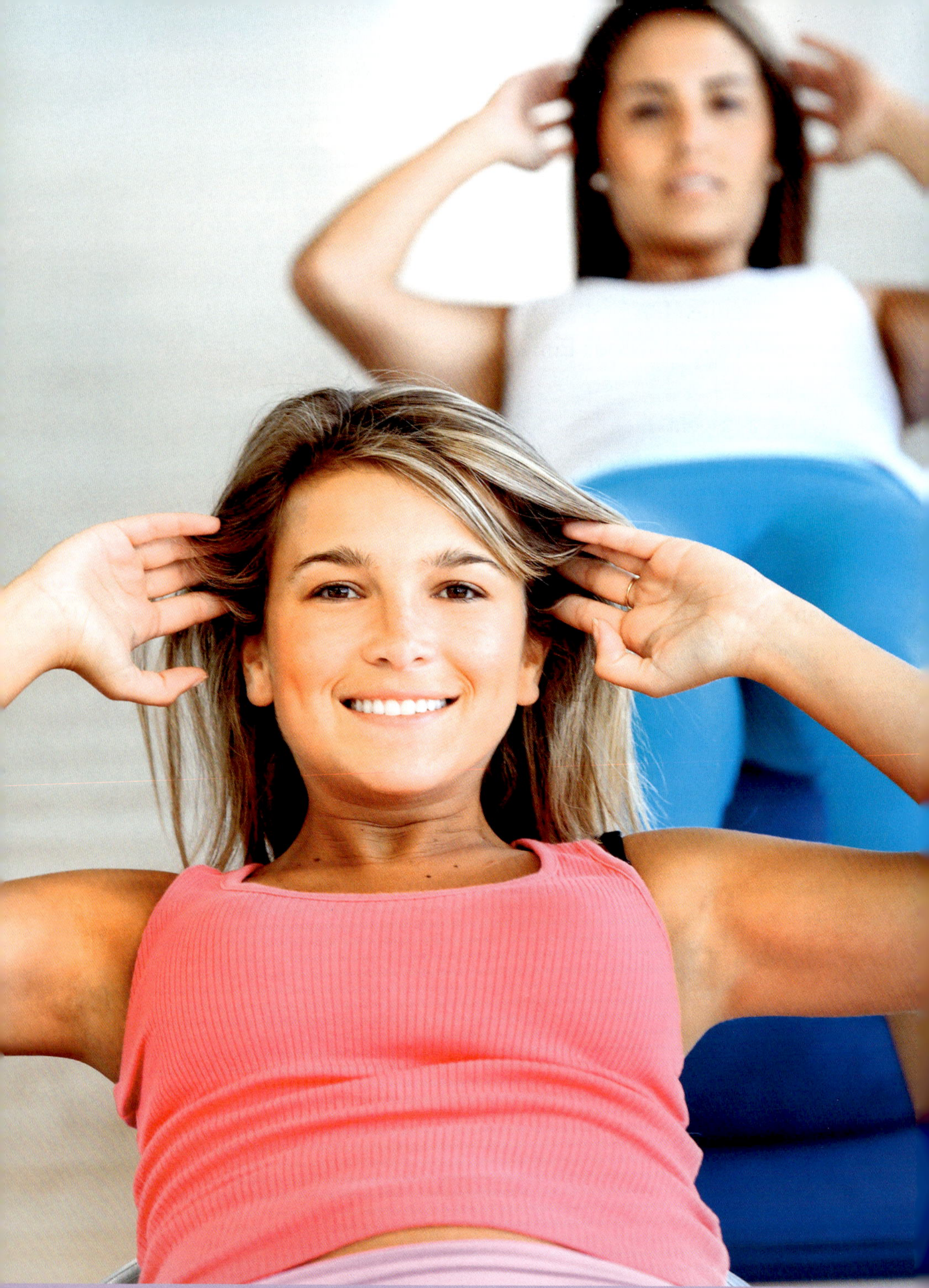

Vorwort

Fitnessstudios für Frauen sprießen aus dem Boden wie die sprichwörtlichen Pilze. Ein sicheres Zeichen dafür, dass das vermeintlich schwache Geschlecht erkannt hat, welchen Nutzen es aus dem Training mit Hantel & Co. ziehen kann. Lange war das Stemmen und Drücken, das Ziehen und Heben Männern vorbehalten. Frauen dagegen scheuten den Griff nach dem schweren Eisen und das gezielte Bewegen ihres eigenen Körpergewichts aus Angst, eine Figur wie ein Türsteher zu bekommen. Aber es hat sich herumgesprochen, dass dieser Effekt – mit extrem wenigen Ausnahmen – nicht ungewollt eintritt. Stattdessen steigern Übungen für Brust-, Arm-, Bein-, Rücken- und Bauchmuskulatur die allgemeine Fitness. Haltungsschäden wird vorgebeugt. Mit guter Betreuung können Beschwerden, die vom vielen Sitzen oder von sonstiger einseitiger Beanspruchung des Skeletts herrühren, gelindert werden. Und das ist längst nicht alles: Wer abnehmen will, ist mit Krafttraining gut beraten, denn wohlproportionierte Muskeln definieren den Körper nicht nur, sondern lassen ihn auch straffer erscheinen. Ganz nebenbei verbrauchen Muskeln außerdem auch dann Energie, wenn Sie sich gerade ein Ruhepäuschen gönnen. Und nicht zuletzt ist die Belohnung von Schweiß und Disziplin ein besseres Körpergefühl, das wiederum deutlich zu einem gestärkten Selbstbewusstsein beitragen kann.

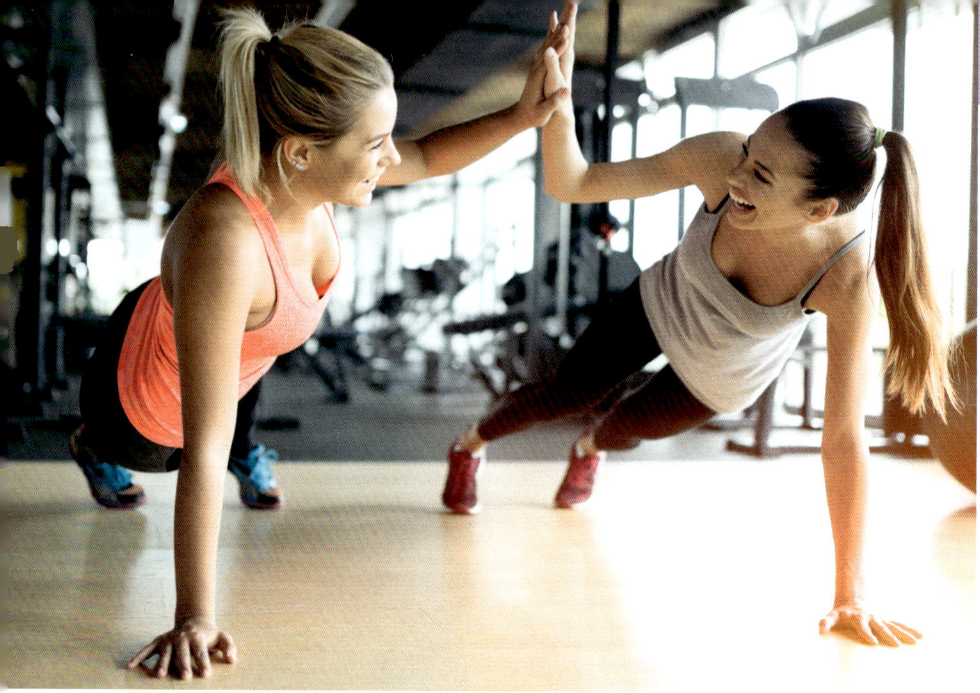

Einleitung

Noch im 19. Jahrhundert haben Frauen keinen Sport getrieben. Zumindest nicht in der Öffentlichkeit. Und das war so gewollt. Ihre Körper, kleiner und leichter als die der Männer, seien gar nicht für sportliche Aktivitäten geeignet, hieß es. Die Muskulatur sei deutlich schlechter zu trainieren, und täte eine Frau das dennoch, so würde sich ihr Aussehen negativ verändern. Hauptargument gegen weiblichen Sport war die Gefährdung der Fruchtbarkeit.

Diese Märchen sind abgehakt. Selbst das Internationale Olympische Komitee ist Anfang des 21. Jahrhunderts endlich davon überzeugt, dass weibliche Fortpflanzungsorgane durch keine Sportart Schaden nehmen. Im Gegenteil: Sport ist für jeden gesund, denn der Mensch ist für Bewegung gemacht. Unsere Urahnen sind täglich kilometerweit gelaufen, darauf sind wir eingerichtet, das trägt zu unserer physischen und psychischen Gesundheit bei.

Sport: die Vorteile

Rhythmisch stampfen die Bässe, an diversen Geräten sitzen Frauen in schicken Outfits und drücken, ziehen oder heben Eisenstangen, die entweder selbst jede Menge Gewicht auf die Waage bringen oder mit Gewichten verbunden sind. Ein Stückchen daneben liegt eine Dame auf der Matte und bewegt ihre Beine über eine feste Kunststoffrolle, und in der anderen Ecke hüpft jemand auf dem Trampolin. So, besser gesagt, auch so geht Sport heute bei Frauen. Zugegeben, nicht jede ist für den Gang ins Fitnessstudio zu begeistern, doch es werden immer mehr. Manche hat sich auch zu Hause ihren Trainingsbereich mit Matte und Gummibändern eingerichtet. Ganz gleich, wonach Ihnen der Sinn steht, Bankdrücken im gemischten Studio, Pilates im Sportverein oder Laufen im Wald, ganz wichtig ist der Spaß an der Sache!

Es fängt im Kindesalter an. Menschliche Wesen nehmen sich wahr, indem sie sich selbst im sie umgebenden Raum spüren. Sie benötigen ihren Körper, um sich selbst zu verstehen. Stehe ich aufrecht oder krieche ich auf allen vieren? Wie ist es, die Balance zu halten? In den ersten Lebensjahren wird das noch munter ausprobiert. Später lässt es nach. Wir bewegen uns nur noch zielgerichtet und wenn es nötig ist. Keine Angst, Sie sollen nicht regelmäßig Ihren Namen tanzen, doch Sie sollten sich immer mal wieder bewusst wahrnehmen. Versuchen Sie es einmal: Richten Sie sich ganz gerade auf. Danach lassen Sie sich bewusst zusammensinken, die Schultern fallen, der Rücken wird rund. Bemerken Sie den Unterschied?

Körperliche Vorteile

Es ist lustig, wenn die Sängerin und Moderatorin Ina Müller sagt: „Ich kann momentan keinen Sport machen. Ich hab keine Lust!“ Sich wirklich hinter Ausreden zu verstecken, auf seinem Recht zu beharren, nur tun zu wollen, wonach einem gerade der Sinn steht, also zum Beispiel auf dem Sofa liegen und Chips futtern, das ist überhaupt nicht lustig. Der menschliche Körper ist ein komplexes Gebilde. Da wäre zum Beispiel die Wirbelsäule. Sie muss in einer aufrechten Position gehalten werden. Rücken- und Bauchmuskeln sind an dieser Aufgabe maßgeblich beteiligt. Sind diese zu schwach, können sie die Wirbel nicht halten. Es kommt zwangsläufig zu Rückenproblemen. Ähnlich ist es mit den Knien. Wer in diesem Bereich keinerlei Muskeln aufbaut, mutet seinen Gelenken die gesamte Haltearbeit zu. Und die ist bei einem erwachsenen Menschen erheblich. Da lassen die Schmerzen meist nicht lange auf sich warten. Und das ist noch nicht alles. Nur durch Bewegung werden unsere Knochen dazu angeregt, neue Substanz zu produzieren. Mit zunehmendem Alter reduzieren sie die Produktion mehr und mehr. Gegensteuern kann man, indem man immer wieder Trainingsreize setzt. Und zwar mit einer gewissen Intensität. Nichts gegen einen gemütlichen Spaziergang. Dem Knochenschwund, bei dem der gesamte Halteapparat brüchig werden kann, sagt man damit allerdings nicht den Kampf an. Gerade Krafttraining ist bestens geeignet, um starke Knochen zu erhalten.

Kräftige Knochen, kräftiger Organismus

Auch im Hinblick auf das Herz-Kreislauf-System wirkt Sport wie ein rezeptfreies Medikament. Und das ganz ohne Nebenwirkungen. Das Herz ist ein Muskel, der genauso trainiert werden will wie andere Muskeln auch. Bei jeder sportlichen Betätigung geschieht das ganz nebenbei. Das Ergebnis: Blutdruck und Herzfrequenz im Ruhezustand werden gesenkt. Die Pumpe muss sich nicht mehr so häufig zusam-

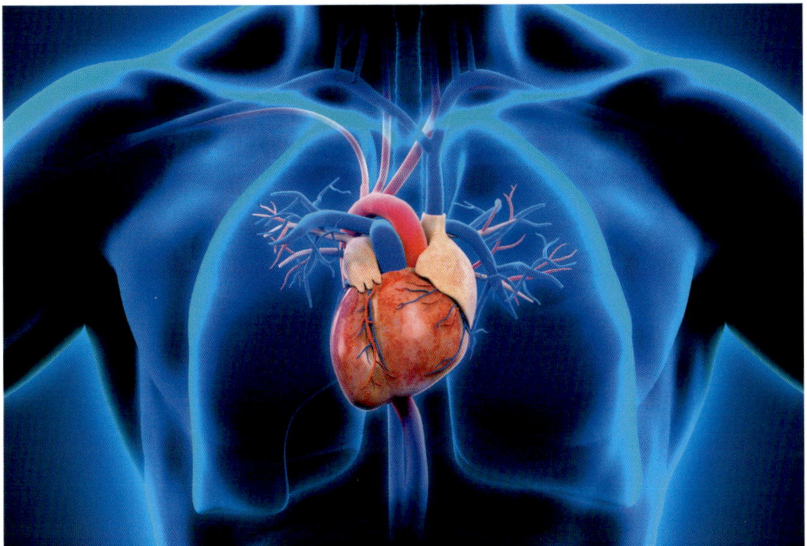

menziehen, weil das Schlagvolumen sich im Laufe der Zeit erhöht. Das heißt, die mit einem Herzschlag transportierte Blutmenge steigt. Ein Sportlerherz arbeitet also wesentlich effizienter als das einer Couch-Poatoe und nutzt sich gewissermaßen nicht so schnell ab. Wissenschaftliche Untersuchungen haben gezeigt, dass außerdem das Risiko gefährlicher Rhythmusstörungen verringert wird. Ist das Herz daran gewöhnt, Spitzenleistungen zu erbringen, kann es auch mit Stress besser umgehen.

Darüber hinaus eignet sich die körperliche Ertüchtigung hervorragend als Diabetes-Prävention. Für jede Aktivität wird Energie benötigt. Je anstrengender es wird, desto mehr Energie wird verbraucht. Wer in die Turnschuhe schlüpft und loslegt, bedient sich, ohne es zu merken, an seinen Zuckerreserven. Das senkt den Blutzuckerspiegel ohne eine Insulinausschüttung. Sport kann also den Blut-

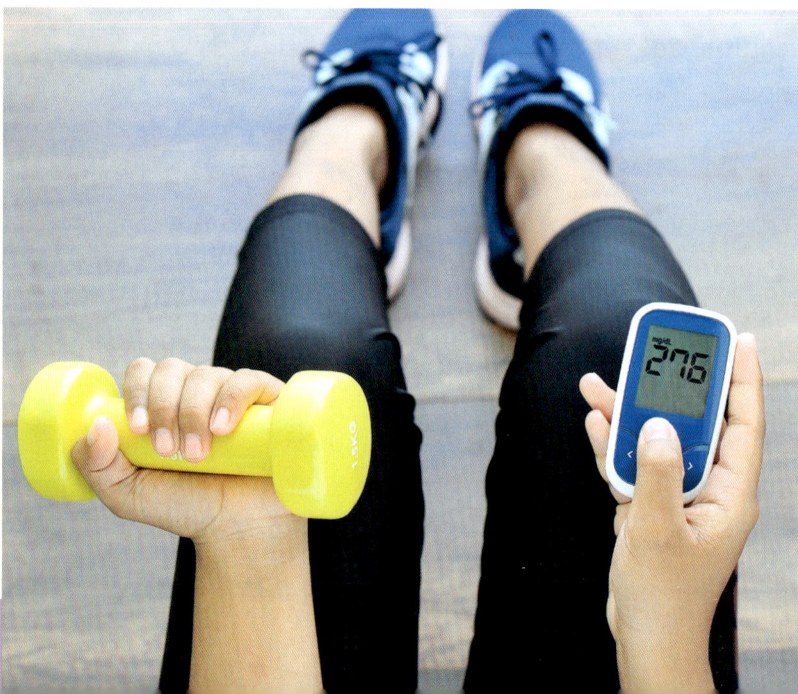

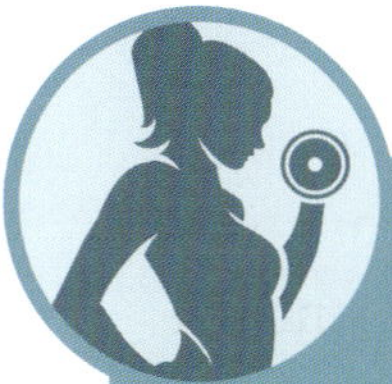

Insulin und Hunger

Insulin ist normalerweise dafür verantwortlich, dass der Blutzuckerspiegel nach der Nahrungsaufnahme wieder ausgeglichen wird. Hat man viel Zucker, etwa aus Kohlenhydraten, zu sich genommen, wird entsprechend viel Insulin ausgeschüttet. Das kann dazu führen, dass die Glukose, wie der Zucker in diesem Fall genannt wird, sehr schnell in Zellen gebracht wird. Der Spiegel sinkt rapide, und wir bekommen direkt wieder Hunger.

zuckerspiegel auf einem guten Maß halten. Das beugt nicht nur der Entstehung von Diabetes vor, sondern es ist auch für Diabetiker nützlich, um ihre Erkrankung besser im Griff zu haben.

Diabetes kann eine Folge von Übergewicht sein. Weitere bekannte Folgen, die aus einem dauerhaft zu hohen Gewicht resultieren können, sind Erkrankungen der Gallenblase, Gicht, Arthrose, verschiedene Fettstoffwechselstörungen, Bluthochdruck, Atemstörungen und sogar einige Krebserkrankungen. Wie bereits gesagt, verbraucht Sport Energie. Übergewicht entsteht, wenn wir uns über einen langen Zeitraum mit mehr Energie versorgen, als wir benötigen. Den Überschuss kann man deutlich an Po, Hüfte und Bauch sehen. Gerade das Bauchfett ist inzwischen als gesundheitsgefährdend bekannt, da sich dort Stoffe bilden, die Entzündungen auslösen können. Am besten, Sie sorgen gleich für einen ausgewogenen Energiehaushalt. In unserem meist bewegungsarmen Alltag gibt es zu Sport keine Alternative.

Keine Zeit, um keine Zeit zu haben

Übrigens, eines der am häufigsten vorgebrachten Argumente, warum man momentan gar keinen Sport treibe, lautet: Keine Zeit! Doch diese Ausrede fruchtet nicht. Durch Hüpfen, Laufen oder Radeln wird das Gehirn nämlich besser mit Sauerstoff versorgt. Sie können konzentrierter arbeiten, sind kreativer und viel schneller mit Ihrer Arbeit fertig, als wenn Sie den ganzen Tag nur sitzen und grübeln. Obendrein verkürzen die Kilos, die man zu viel auf den Rippen hat, statistisch gesehen die Lebenserwartung. Wer also meint, keine Zeit für Sport zu haben und lieber mit Übergewicht herumläuft, der verschenkt unterm Strich womöglich Lebenszeit. Darum empfiehlt es sich, in der Mittagspause schnell ins Fitnessstudio zu sausen, oder direkt nach Feierabend – ohne Umweg über zu Hause – zum Training zu gehen. Das ist aktive Gesundheitspflege.

Seelische Vorteile

In einem gesunden Körper steckt auch ein gesunder Geist. Nicht zwangsläufig, aber die Chance ist recht groß. Ob Joggen oder Radfahren, was uns in Schwung bringt, macht uns glücklicher. Das ist ziemlich logisch. Hatte der Steinzeitmensch Stress, was meist der Fall war, wenn er bedroht wurde, hat er die Flucht ergriffen. Klar, wir sind modern, wir überlegen uns unsere Reaktion genau, ehe wir einfach davonlaufen. Trotzdem steckt in uns auch noch ein behaarter Höhlenbewohner. Das heißt, bei Stress, ausgelöst durch

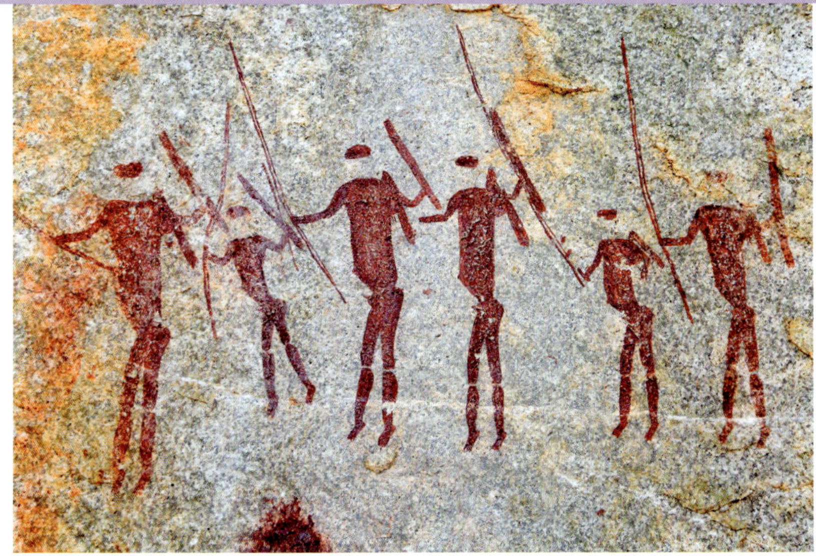

Überforderung, Ärger und Zeitdruck, wollen wir im Grunde noch immer eins: weglaufen! Der Organismus schüttet schon mal die nötigen Hormone aus, damit wir in der nächsten Sekunde flott unterwegs sein können. Dummerweise bleiben wir an Ort und Stelle sitzen oder stehen und fressen Ärger und Panik in uns hinein. Die Hormone sind bereits im Blut, werden aber gar nicht benötigt. Und nicht nur die Hormone sprechen eine klare Sprache, auch das Gehirn tut es. An der Sporthochschule in Köln hat man nachgewiesen, dass die elektrische Aktivität im Gehirn in verschiedenen Bereichen zu- oder abnimmt, je nachdem, ob jemand gerade alles aus sich herausholt, oder einfach nur faulenzt. Konkret ist im vorderen Hirnareal, dem entwicklungsgeschichtlich jüngsten Teil, der unser rationales Handeln steuert, bei Stress die Hölle los. Das Handy zeigt mehrere eingegangene Nachrichten und verpasste Anrufe an, Kinder und Mann stellen Ansprüche, die Zeitung wird nebenbei durchgeblät-

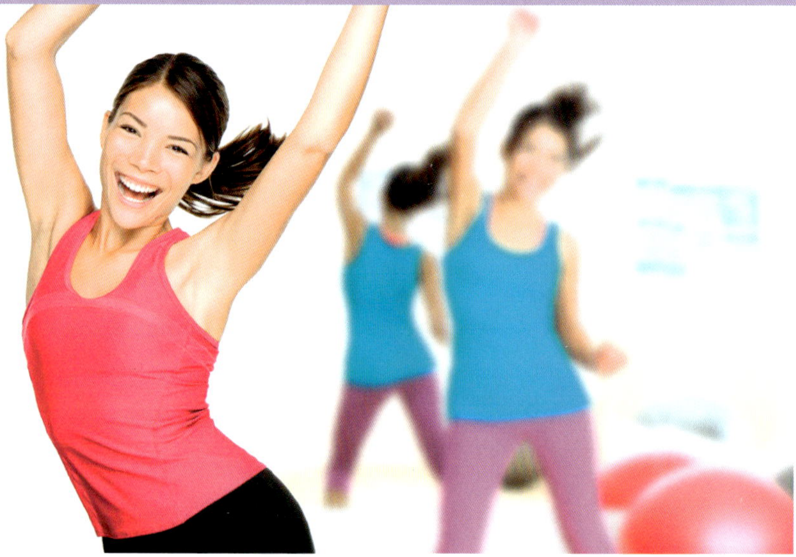

tert, und das Radio läuft. Die Reize, die im vorderen Teil unseres Gehirns landen und elektrisch verarbeitet werden, nehmen rasant zu. Dieser Entwicklung kann man nicht davonlaufen, aber mit Bewegung sinkt die elektrische Aktivität dort nachweislich und verlagert sich in den Bereich unseres Denkorgans, der für die Mobilität zuständig ist. Gerade wenn viel zu tun ist, sollte man nach Feierabend darum lieber zum Sport gehen, als sich direkt auf dem Sofa niederzulassen. Schonung ist erst nach dem Austoben angesagt.

Sport macht glücklich

Es war bereits schon von Hormonen die Rede. Fest steht, dass sportliche Betätigung für die Ausschüttung von Hormonen sorgt, die Traurigkeit vertreiben. Man hat sogar herausgefunden, dass deren Mangel zu Gemütsstörungen bis hin zu Depressionen führen kann.

Und selbst wenn es nicht der Marathonlauf war, nach der Anstrengung ist man immer stolz auf sich. Schon die moderate Joggingrunde oder eben der Zirkel im Fitnessstudio vermitteln einem das Gefühl: Ich habe es meinem inneren Schweinehund so richtig gezeigt, ich habe mich aufgerafft und durchgehalten! Wer sich immer nur von der Arbeit vor den Fernseher und dann ins Bett schleppt, wer seine Muskeln verkümmern lässt und sich nie mehr richtig spürt, der wird auf Dauer unzufrieden sein.

Krafttraining und Ausdauertraining

Dieser Abschnitt heißt bewusst Krafttraining UND Ausdauertraining. Sie müssen sich nämlich nicht entscheiden. Warum denn? Je unterschiedlicher die Trainingsreize desto besser reagiert der Körper darauf. Dass Muskeln durch Ausdauersport abgebaut werden, ist etwa so richtig wie die These, dass Leistungssport Frauen unfruchtbar macht. Die Wahrheit ist: Eine Kombination aus beidem ist optimal.

Ausdauertraining steigert, wie der Name schon verrät, die Ausdauer, also die Fähigkeit, über einen längeren Zeitraum eine bestimmte Leistung zu erbringen, ohne dabei zu ermüden. Auch die anschließende Regenerationszeit ist ein Aspekt, den man durch regelmäßige Einheiten positiv beeinflussen kann. Während Anfänger nach einer Runde noch minutenlang schnaufen, sind Fortgeschrittene schnell wieder fit, als wäre nichts gewesen. Laufen ist der Klassiker

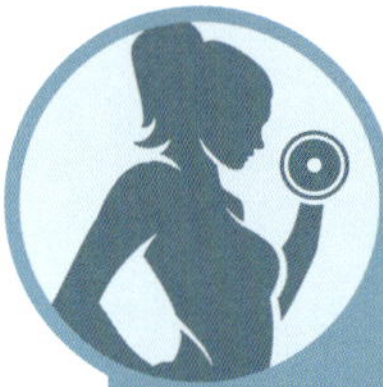

Cardio-Work-Out

Viele Studios bieten heute sogenannte Cardio-Workouts an. Dahinter verbirgt sich nichts anderes als eine Übungsstunde, die die Ausdauer trainiert und damit das Herz stärkt.

unter den Sportarten, die zum Einsatz kommen. Aber auch Radfahren, Schwimmen oder Langlauf sind bestens geeignet. Viele Aktive gehen außerdem nicht mehr ohne Pulsuhr aus dem Haus. Aus gutem Grund. Um eine anständige Grundlagenausdauer zu erwerben, sollte man zunächst ausschließlich im aeroben Bereich trainieren. Das bedeutet, es muss immer genug Sauerstoff zur Verfügung stehen. Gerade, wenn Sie mit einem Ausdauertraining wie Laufen beginnen, bedeutet das, dass Sie immer wieder vom Laufen ins schnelle Gehen übergehen sollten.

Ein Richtwert lautet immer wieder: Solange Sie sich beim Training unterhalten können, ohne zu keuchen und zu pfeifen, ist Ihre Sauerstoffversorgung in Ordnung. Menschen, die sich allein aufs Laufband stellen oder ihre Runden durch den Wald ziehen, hilft das nicht. Ihnen bietet der Blick auf die Pulsuhr eine Orientierung. Dazu aber später mehr.

Eine Schippe drauf packen

Beginnen Sie also immer im aeroben Bereich und wagen Sie sich erst mit einer gewissen Basisausdauer ab und zu in den anaeroben Bereich vor. Beim Laufen legt man z. B.

kleine Sprints und andere Leistungsspitzen ein, beim Schwimmen wechseln Sie z.B. vom moderaten Brustschwimmen zum anstrengenderen Kraulen über. Der mit der Atemluft aufgenommene Sauerstoff reicht dann kurzfristig nicht mehr, um den Bedarf zu decken. Die Belohnung lässt nicht lange auf sich warten. Nicht nur während Ihrer Trainingseinheiten werden Sie bald Fortschritte feststellen, sondern auch im täglichen Leben dürfen Sie Ihre Lorbeeren ernten, etwa wenn Sie zum ersten Mal im dritten Stock ankommen und nicht klingen wie eine Dampfmaschine oder wenn der kurze Lauf zum Bus Ihnen nicht mehr die Röte ins Gesicht treibt. An sich ist Ausdauertraining hier nicht unser Thema, darum nur so viel: Suchen Sie sich eine passende Disziplin und ergänzen Sie damit Ihr Krafttraining. Beginnen Sie moderat und steigern Sie erst die Dauer einer Einheit und dann das Tempo bzw. die Intensität. Lassen Sie sich dabei Zeit!

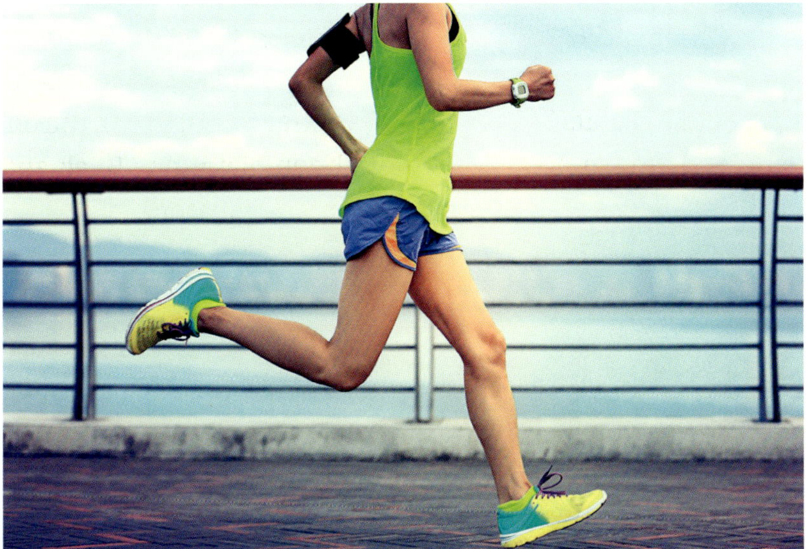

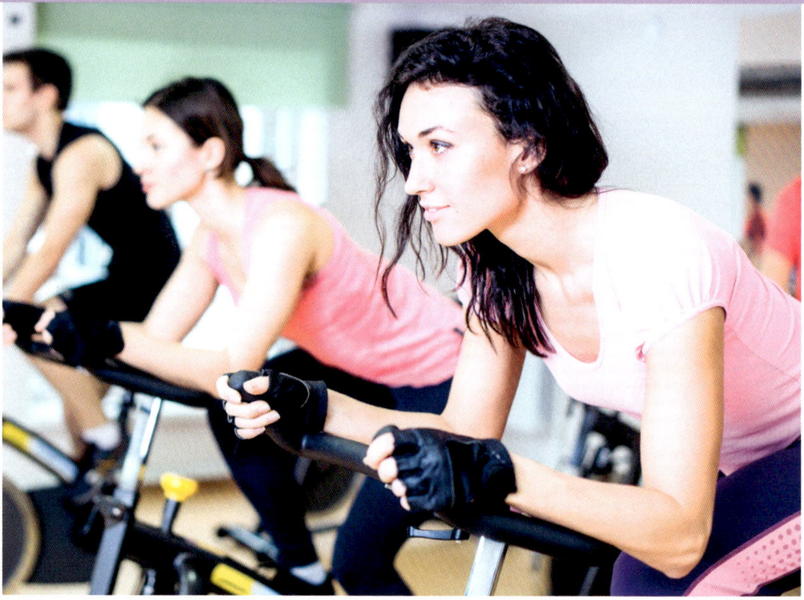

Der lange Atem

Was hat das Ganze jetzt mit Kraft zu tun? Kommen wir auf die These zurück, die leider noch immer durch viele Köpfe geistert, nämlich Ausdauertraining würde Muskeln vernichten. Dem ist nicht so. Es sei denn, Sie verausgaben sich bei jedem Lauf maximal, nehmen aber nicht ausreichend Energie zu sich, um den Bedarf für die Höchstleistung zu decken. In diesem Fall wäre es tatsächlich so, dass der Organismus auf die in den Muskeln eingelagerten Reserven zurückgreifen würde. Hauptbestandteil der Muskeln ist Eiweiß. Darauf wird im Abschnitt über die Ernährung noch genauer eingegangen.

Stimmt die Eiweißversorgung und steht außerdem genug Energie aus Kohlenhydraten zur Verfügung, bleiben die Muskeln beim Ausdauertraining unangetastet. Dafür geht es dem Fett an den Kragen. Erst wenn das schmilzt, werden die wohlgeformten Muskeln überhaupt sichtbar und kommen richtig gut zur Geltung. Wer nicht nur aus gesundheitlichen Gründen zum Krafttraining geht, der kommt um Ausdauereinheiten nicht herum. Sie sollten außerdem bedenken, dass einen ein intensives Programm zum Muskelaufbau und zur Steigerung der Kraft ganz schön ins Schwitzen bringen kann. Mit einer soliden Grundlagenausdauer hält man es viel leichter durch.

Kombinieren, aber richtig

Nicht entweder oder, sondern beides, lautet also die Devise. Nur wie geht es richtig? Zum Fitnessstudio joggen und dort Hanteln stemmen? Oder lieber erst ab auf die Matte und unzählige Liegestütze absolvieren, ehe man sich auf das Fahrrad schwingt? Beides geht natürlich, aber bedenken Sie bitte, dass sowohl Ihre Leistungsfähigkeit als auch Ihre Konzentration sinken.

Vermutlich werden Sie widersprüchliche Aussagen zu diesem Thema finden. Das liegt daran, dass es äußerst schwer ist, allgemeingültige Tipps zu geben. Es kommt auf den Ein-

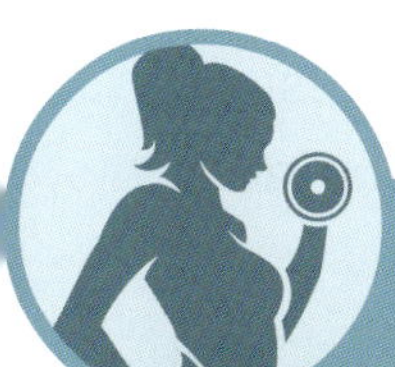

Die Grenzen der Leistungsfähigkeit

Als Faustregel kann man festhalten: Nach einem sehr anstrengenden Training sollte nicht noch eine Sportart folgen, die ein hohes Verletzungsrisiko birgt.

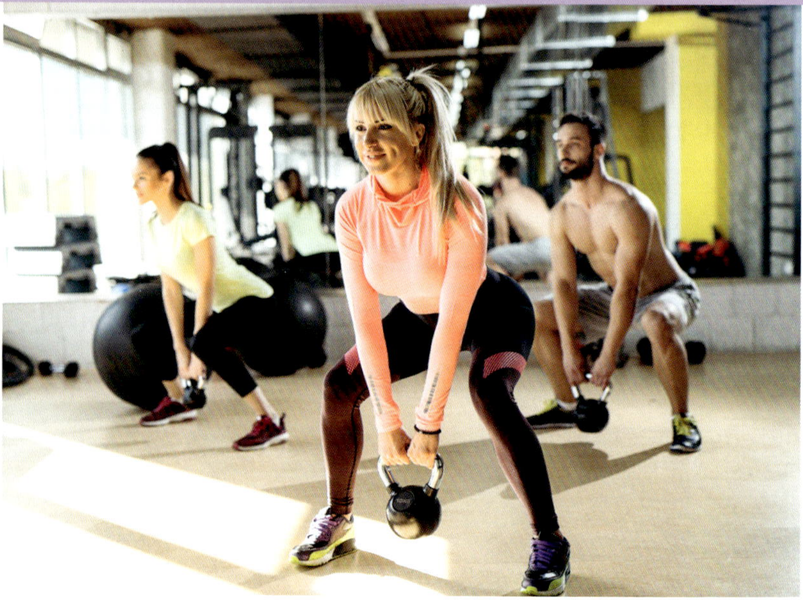

zelnen an. Da spielt etwa der Körperbau eine Rolle, und es kommt darauf an, wo Ihre Stärken liegen. Auch die Motivation ist nicht zu unterschätzen. Wenn Sie es beispielsweise lieben, durch die Natur zu laufen, und sich schon dieses Buch nur aus purer Vernunft gekauft haben, weil sie etwas gegen das Zwicken im Rücken oder den Schmerz in den Hüften tun wollen, sind Sie schlecht beraten, mit einer Laufeinheit zu beginnen und direkt danach Muskelaufbau zu betreiben. Sie werden nach der angenehmen Runde durch Feld und Flur kaum noch Lust haben, Ihre Kraft in einer stickigen Mucki-Bude zu optimieren.
Umgekehrt gilt natürlich das Gleiche. Fragen Sie sich, was Ihnen am meisten am Herzen liegt. Welches Ziel steht ganz oben auf Ihrer Liste? Sie möchten in erster Linie Ihre Ausdauer verbessern und nur nebenbei die Muskeln kräftigen? Dann sollte das Cardiotraining auch mit der meisten Ener-

gie absolviert werden. Warten Sie am besten rund acht bis zehn Stunden und arbeiten Sie dann an Geräten oder gegen Ihr eigenes Körpergewicht. Wenn bei Ihnen dagegen der Aufbau der Muskulatur die höchste Priorität hat, sollte ein entsprechendes Training auch am Anfang stehen. Sie könnten etwa zuerst im Studio fleißig sein und dort nach Ihren Übungen noch auf das Laufband oder Fahrrad gehen, um so für rund eine Viertelstunde gemäßigt die Ausdauer anzusprechen. Oder reservieren Sie sich einfach zwei Tage in der Woche, an denen Sie jeweils eine halbe Stunde moderat unterwegs sind. An den Tagen, an denen Körperkraft im Mittelpunkt steht, dürfen Sie dann richtig Gas geben.

Außerdem tun die unterschiedlichen Trainingsreize dem Körper gut. Es steht also fest: Wenn Sie Ihr Sportprogramm um die Zutat Ausdauertraining ergänzen, werden Sie auch im Krafttraining schnellere und bessere Erfolge verbuchen und sehen können.

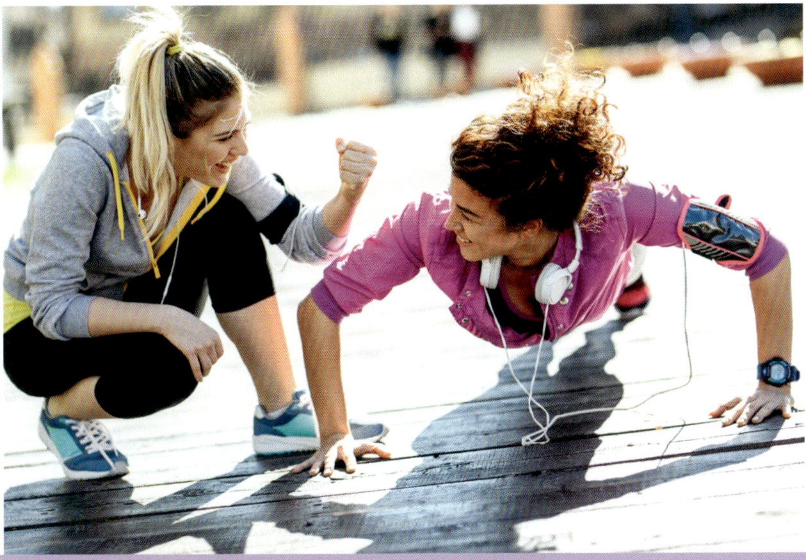

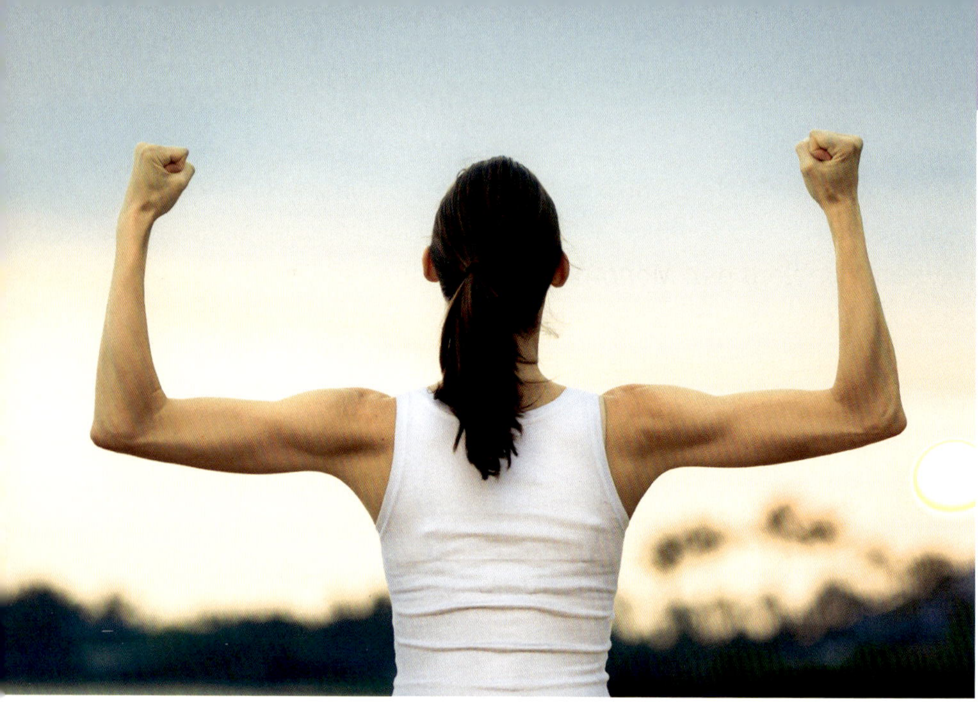

Krafttraining – alles, was man wissen muss

Wild entschlossen legen Sie sich auf die Bank, packen sich die Langhantel und stemmen sie minutenlang. So geht Krafttraining schließlich, oder? Viele Vorstellungen, die leider noch sehr präsent in den Köpfen herumgeistern, sind längst überholt. Das eine einzig richtige Krafttraining gibt es nicht. Darum lernen Sie in diesem Kapitel verschiedene Ansätze und Techniken kennen.

Auch die Theorie ist nicht unwichtig. Es kommt nämlich gar nicht so selten vor, dass jemand äußerst diszipliniert jede Woche zweimal sein Pensum zum Muskelaufbau absolviert, doch weder an Armen oder Beinen geschweige denn am

Bauch etwas davon zu sehen ist. Das kann verschiedene Gründe haben, angefangen von mangelnder Ernährung bis hin zum Problem der Monotonie und fehlenden Trainingsreizen. Je mehr Sie über Ihre Muskeln wissen, desto leichter wird es Ihnen fallen, sie zu formen und zu pflegen.

Die Vorteile von Krafttraining

Vermutlich ist Ihnen längst klar, dass die Stärkung Ihrer Muskulatur Vorteile für Sie hat, sonst würden Sie das hier nicht lesen. Trotzdem sollen die verschiedenen Aspekte noch einmal kurz beschrieben werden. Es kann Ihnen noch immer passieren, dass jemand die Nase rümpft, wenn Sie erklären, dass Sie regelmäßig ins Fitnessstudio gehen. Da kann es nicht schaden, wenn Sie ein paar gute Argumente zur Hand haben. Viel wichtiger: Je besser Sie verstehen, wie sehr Sie in vielerlei Hinsicht profitieren, desto größer wird Ihre Motivation sein. Sollte also mal eine Phase kommen, in der es Ihnen schwerfällt, sich aufzuraffen, lesen Sie einfach die folgenden Zeilen noch einmal durch. Wetten, Sie finden die halbe Stunde fürs Training?

Fettabbau – ran an den Speck!

Leider hält sich hartnäckig das Gerücht, mit langen Ausdauereinheiten könne man am besten sein Fett loswerden. Klar, Abnehmen funktioniert aufgrund einer Differenz zwischen Energieaufnahme und -verbrauch zugunsten des höheren Verbrauchs. Es muss also das sogenannte Kaloriendefizit her, das man am besten über die genaue Kontrolle der zugeführten Kalorien erreicht. Aber wir sprechen hier von Fettabbau. Und das ist nicht mit Abnehmen gleichzusetzen. Energie, gemessen in Kalorien, muss umgesetzt werden. Ist der Stoffwechsel gestört oder einfach träge, geschieht das nicht so schnell und reibungslos, wie es eigentlich möglich wäre. Krafttraining bringt den Stoffwechsel so richtig in Schwung. Das Schöne: Dies geschieht nicht nur während der Belastungsphase, sondern auch noch 24 Stunden danach. Man spricht von einem sogenannten Nachbrenneffekt.

Muskeln steigern den Grundumsatz

Dass Muskeln mehr Kalorien verbrauchen als Fett, haben Sie schon gehört. Warum ist das eigentlich so? Ganz einfach: Die Muskulatur gehört zum aktiven Gewebe unseres Körpers. Das leuchtet ein, wenn man noch einmal unseren Vorfahren in der Höhle betrachtet. Für ihn war es überlebenswichtig, in Sekundenschnelle in der Lage zu sein, möglichst schnell und vor allem möglichst weit wegzurennen. Selbst mitten in der Nacht, wenn er aus dem Schlaf gerissen wurde. Die Muskeln mussten also in einer Art Stand-by-Modus verharren. Genau wie bei einem elektrischen Gerät ist dafür permanent eine bestimmte Energiemenge nötig. Ganz anders sieht es bei Fettgewebe aus. Es ist inaktiv und verbrennt daher kaum Kalorien. Wie hoch die benötigte Energiemenge für den Leerlauf ist, hängt vom Zustand der Muskeln ab. Hochleistungsgewebe braucht mehr als untrainierte Masse. Was heißt das in Zahlen? Sie werden häufig auf die Aussage treffen, dass ein Kilogramm Muskeln 100 Kilokalorien pro Tag verbraucht. Vorsicht, dieser Wert ist sehr hoch gegriffen und für Frauen, die den Aufbau ihrer Muskeln nicht in den Mittelpunkt ihres Lebens stellen, kaum zu erreichen. Realistisch ist ein Wert zwischen 15 und 30 Kilokalorien täglich. Lohnt sich nicht? Wenn man bedenkt, dass zehn Gramm Schokolade mit 60 Kilokalorien zu Buche schlagen können, mag das auf den ersten Blick stimmen. Das bedeutet andererseits, dass Sie mit zwei zugelegten Kilo Muskeln zehn Gramm Schokolade am Tag mehr genießen dürfen, ohne Fettpölsterchen aufzubauen. Da es an dieser Stelle um Fettabbau geht, nicht darum, seine Fettmasse zu behalten, vergessen Sie das mit der Schokolade am besten ganz schnell wieder. Denken Sie lieber daran, dass pro Kilogramm Muskeln rund anderthalb Gramm Fett verbrannt werden.

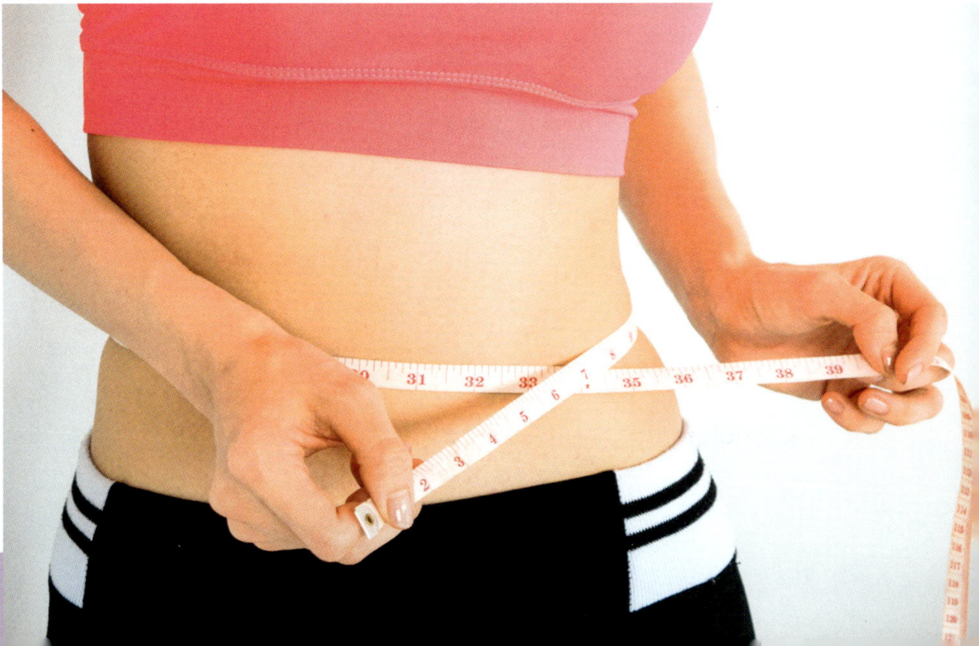

Keine Chance der Osteoporose

Es wurde bereits erwähnt, dass Krafttraining dem Brüchigwerden der Knochen vorbeugen kann. Gerade für Frauen ist das interessant, denn etwa ein Viertel von ihnen trifft in Deutschland dieses Schicksal mit Einsetzen der Wechseljahre. Die Substanz des ursprünglich festen Gerüsts, das uns Haltung verleiht, nimmt mehr und mehr ab. Schon mittlere oder in schweren Fällen auch geringe Belastungen können dann dazu führen, dass ein Knochen einfach bricht. Das menschliche Skelett ist kein totes Gerippe, ähnlich einem Metallgestänge, es ist äußerst aktiv. In jeder Sekunde gehen darin Auf- und Abbauprozesse vonstatten. Da wird Eiweiß angelagert, an das sich Mineralstoffe binden, was die Stabilität erhöht. Mineralien werden aber auch wieder herausgelöst. Im Idealfall sind diese beiden Vorgänge aus-

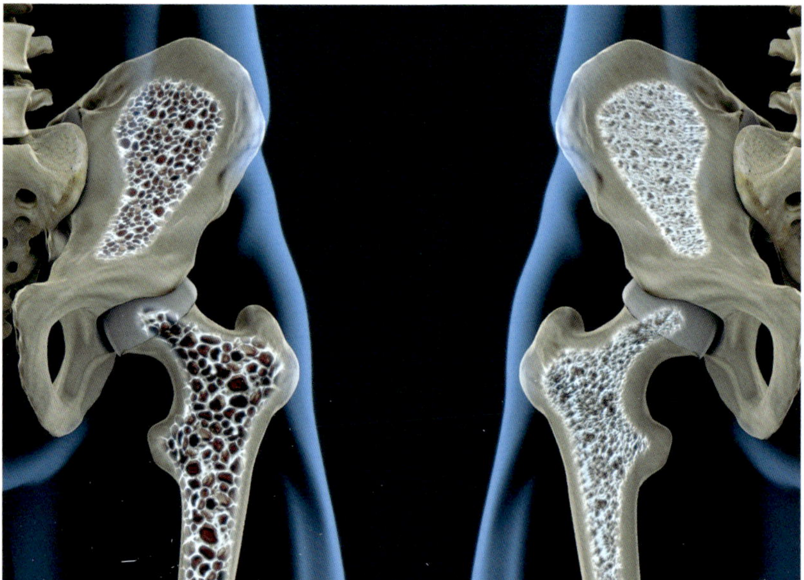

geglichen, sodass die Knochen Tag für Tag erneuert werden und dabei stets hart genug bleiben. Grundsätzlich kippt das Gleichgewicht mit zunehmendem Alter und der Abbau gewinnt die Oberhand. Bei Frauen in den Wechseljahren ist dieses ganz natürliche Phänomen aufgrund der hormonellen Veränderung besonders stark ausgeprägt.
Belastung fördert jedoch den Knochenaufbau. Beim Krafttraining belasten die Muskeln die Knochen, und das ist gut so. Die erhalten dadurch nämlich den Impuls, sich gegen den „Angriff" zu schützen und sich gegen weitere Anstrengungen zu wappnen, indem sie sich stärken. Das heißt, sie werden angeregt, vermehrt Aufbauarbeit zu leisten. Übrigens auch dann noch, wenn Sie schon unter Osteoporose leiden sollten. Selbstverständlich ist die Absprache mit dem Facharzt über das beste Trainingspensum unerlässlich, aber darauf verzichten müssen Sie sicher nicht.

Weg mit Rückenschmerzen

Es zwickt, wenn Sie den Einkaufskorb aus dem Auto heben. Der Nacken fühlt sich oft an, als sei er aus Zement. Gartenarbeit wird zur Tortur oder mal eben komplett in Hochbeete verlegt. Rückenschmerzen gehören zu den am weitesten verbreiteten Beschwerden in der sogenannten zivilisierten Welt. Und sie sind längst keine Alterserscheinung mehr. Schon in jungen Jahren stöhnen viele über massive Probleme. Frauen trifft es besonders, denn häufig sind sie doppelbelastet, sitzen stundenlang am Schreibtisch oder an einem Empfangstresen und müssen nach Feierabend noch in der Küche stehen, mit den Kindern Hausaufgaben machen oder Löcher in den Socken stopfen.

Mit anderen Worten, sie bewegen sich zu wenig und nehmen den größten Teil des Tages eine unnatürliche Haltung ein. Werden die Beschwerden chronisch, verschreiben Mediziner gern Krankengymnastik oder Schmerzmittel. Betroffene helfen sich mit Massagen und lindernden Pflastern. Dabei verspricht Krafttraining deutlich größere Aussichten auf Besserung oder sogar Heilung. Fachleute erklären das so: Wirbel und Gelenke werden stabilisiert, Muskelschwund wird beseitigt. Darüber hinaus kann die Empfindlichkeit der Strukturen, die sowohl für die Aufnahme als auch die Verarbeitung von Schmerz zuständig sind, gesenkt werden. Das wieder führt zu einer anderen Wahrnehmung der Beschwerden. Investieren Sie also etwas Zeit in Krafttraining, vor allem, wenn Sie einen sehr bewegungsarmen Alltag haben, um Schmerzen vorzubeugen.

Training ist die beste Medizin

Schon 2011 wurde in der Ärztezeitung das Ergebnis einer Studie veröffentlicht, die eine klare Sprache spricht: Knapp hundert Personen, die entweder seit über einem Vierteljahr über Rückenschmerzen klagten, oder seit mindestens zwei Jahren unter wenigstens zwei heftigen Schüben jährlich litten, wurden in Fitnessstudios geschickt. Dort absolvierten sie jeweils 30 Minuten Übungen an Geräten, die den gesamten Körper stärken sollten. Am Ende der ein halbes Jahr dauernden Studie war ein Viertel der Teilnehmer schmerzfrei.

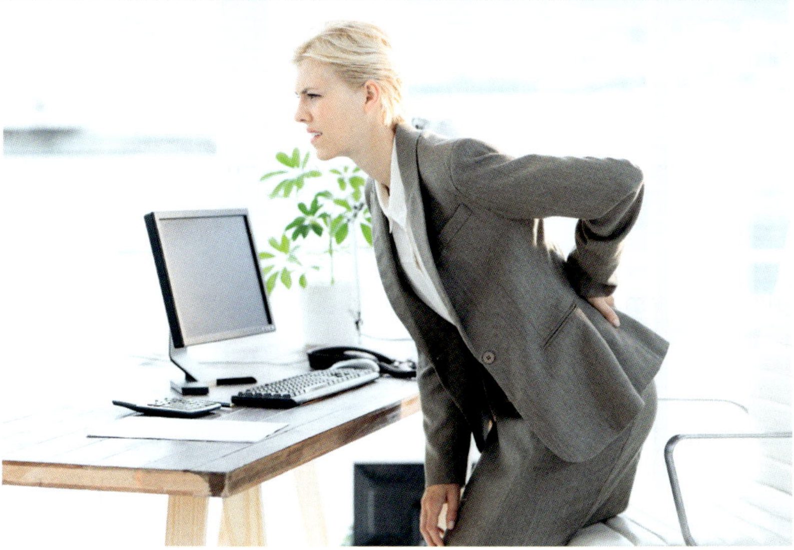

Körperliche Leistungsfähigkeit

Wenn das mit dem Tennis nicht mehr so geht, weil die Schmerzen dabei immer stärker werden, weil Sie sich in letzter Zeit häufig vertreten oder verrenkt haben, dann treffen Sie sich mit den Sportkolleginnen eben nur noch auf ein Gläschen Wein? Kann man machen. Was wird aber aus Haushalt und Garten? Vom Berufsalltag wollen wir gar nicht sprechen. Viele Frauen arbeiten in Büros, sitzen also überwiegend am Schreibtisch, oder sie sind im Pflegebereich tätig, müssen Patienten heben oder stützen. Was ist damit? Ein leistungsfähiger, schmerzfreier und kräftiger Körper ist ein wichtiger Baustein für Lebensqualität. Den meisten wird das erst bewusst, wenn Letztere plötzlich eingeschränkt ist, weil jede Bewegung schmerzt oder man zu bestimmten Aktivitäten einfach nicht mehr in der Lage ist. Selbst ist die Frau, heißt es so oft. Trotzdem scheitern viele

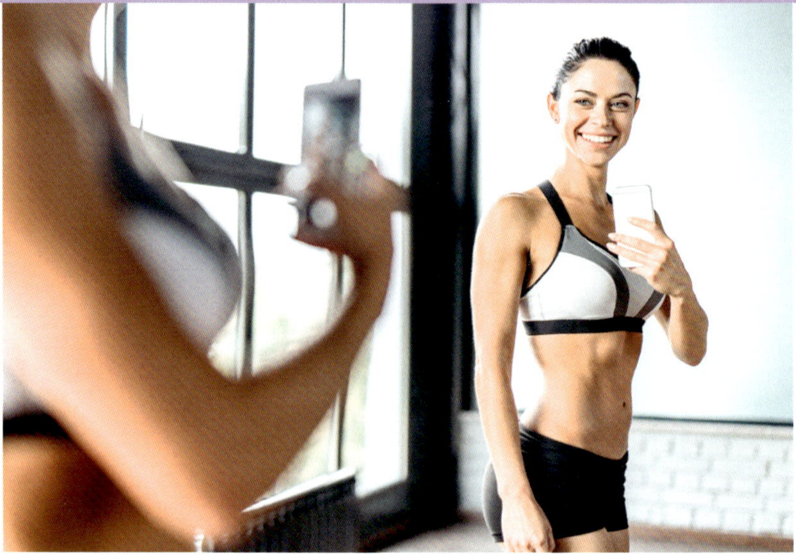

Damen beim Reifenwechsel nicht an der Technik, sondern schlicht an der Tatsache, dass sie es nicht schaffen, die Radmuttern zu lösen. Kein Problem, wenn frau sich die Hände nicht schmutzig machen möchte und darum um Hilfe bittet. Dumm nur, wenn sie auf Hilfe angewiesen ist. Wer also seine körperliche Leistungsfähigkeit mit Muskelaufbau verbessert, schafft nicht nur mehr, sondern erarbeitet sich auch eine Menge Unabhängigkeit.

Knackig und sexy

Ganz ehrlich: Die Schufterei beim Sport soll nicht nur gesund und fit machen, sie soll auch das Aussehen verbessern. Wir müssen der Tatsache ins Auge sehen, dass wir, wie schon erläutert, mit den Jahren an Substanz unseres Halteapparates verlieren. Dazu gehört auch der Verlust von Muskelmasse. Junge Mädchen wirken selbst dann straff und knackig, wenn sie das eine oder andere Kilo zu viel auf den Rippen haben. Einfach weil ihre Muskulatur straff und in bester Form ist. Das sorgt dafür, dass auch das Gewebe darüber, das bei einer Zwanzigjährigen natürlich auch straffer ist als bei einer Vierzigjährigen, fest aussieht. Hinzu kommt ein weiterer Punkt. Das Schwinden der Muskelmasse hat zur Folge, dass der Körper weniger Energie verbraucht. Selbst wenn es nur 50 Kilokalorien am Tag sind, landet man in einem Monat schon bei 1.500 und im Jahr locker bei 18.000 Kilokalorien, die weniger benötigt werden als zuvor. Davon ausgehend, dass etwa 7000 Kalorien eingespart werden müssen, um ein Kilo abzunehmen, lautet der Umkehrschluss: 18.000 pro Jahr überflüssigerweise angefutterte Kalorien schaufeln gut zweieinhalb Kilo Fett auf die Hüften. Natürlich ist das nur ein Mittelwert, aber er verdeutlicht ganz gut, dass ein zunächst unbemerkter Muskelabbau, dem jeder ab etwa dem 20. Lebensjahr ausgesetzt ist, spätestens nach zwölf Monaten klar und unschön sichtbar wird.

Kräftiges Selbstvertrauen

Zuletzt sei noch ein gutes Argument für Krafttraining erwähnt, das im Grunde aus allen genannten resultiert: ein gesteigertes Selbstbewusstsein. Wer mit seinem Körper im Reinen ist, weil er ihn ansehnlich findet, sich auf ihn verlassen kann, auch wenn mal mehr Leistung abgerufen werden muss, der geht sicherer durch das Leben. Das Wissen, ich kann auch mal standhalten, kann mir alleine helfen, fördert das Selbstvertrauen. Das geschieht durch positive Erfahrungen, weil etwas mühelos gelingt, an dem sich andere die Zähne ausbeißen, oder weil Sie Komplimente ernten. Das geschieht aber auch aufgrund einer verbesserten Körperhaltung, die ein besseres Körpergefühl zur Folge hat. Sie erinnern sich? Einmal das Kreuz durchdrücken, danach die Schultern hängen lassen. Was fühlt sich besser an?

Was passiert beim Muskelaufbau?

Nun war schon viel von Muskeln, Gelenken und Knochen die Rede, von Muskelaufbau und davon, dass schon früh ein ganz natürlicher Schwund auftritt. Um zu verstehen, wie genau der vor sich geht, und um zu durchschauen, wie die Muskulatur wachsen kann, ist ein Blick tief in deren Struktur und Funktionsweise hilfreich.

Aufbau und Arbeitsweise

Das Herz stellt eine eigene Muskelart dar und soll an dieser Stelle nicht näher betrachtet werden. Bleiben zwei Muskelgruppen: die Skelettmuskeln, die auch als gestreifte Muskeln bezeichnet werden, und die glatten Muskeln. Letztere werden vom vegetativen Nervensystem gesteuert, sind also nicht dem Willen des Menschen unterworfen. Dazu gehört beispielsweise die Darmmuskulatur. Der Darm zieht sich ohne unser Zutun zusammen oder entspannt sich. Gleiches gilt für die Lunge, das Atmen passiert gewissermaßen von allein.

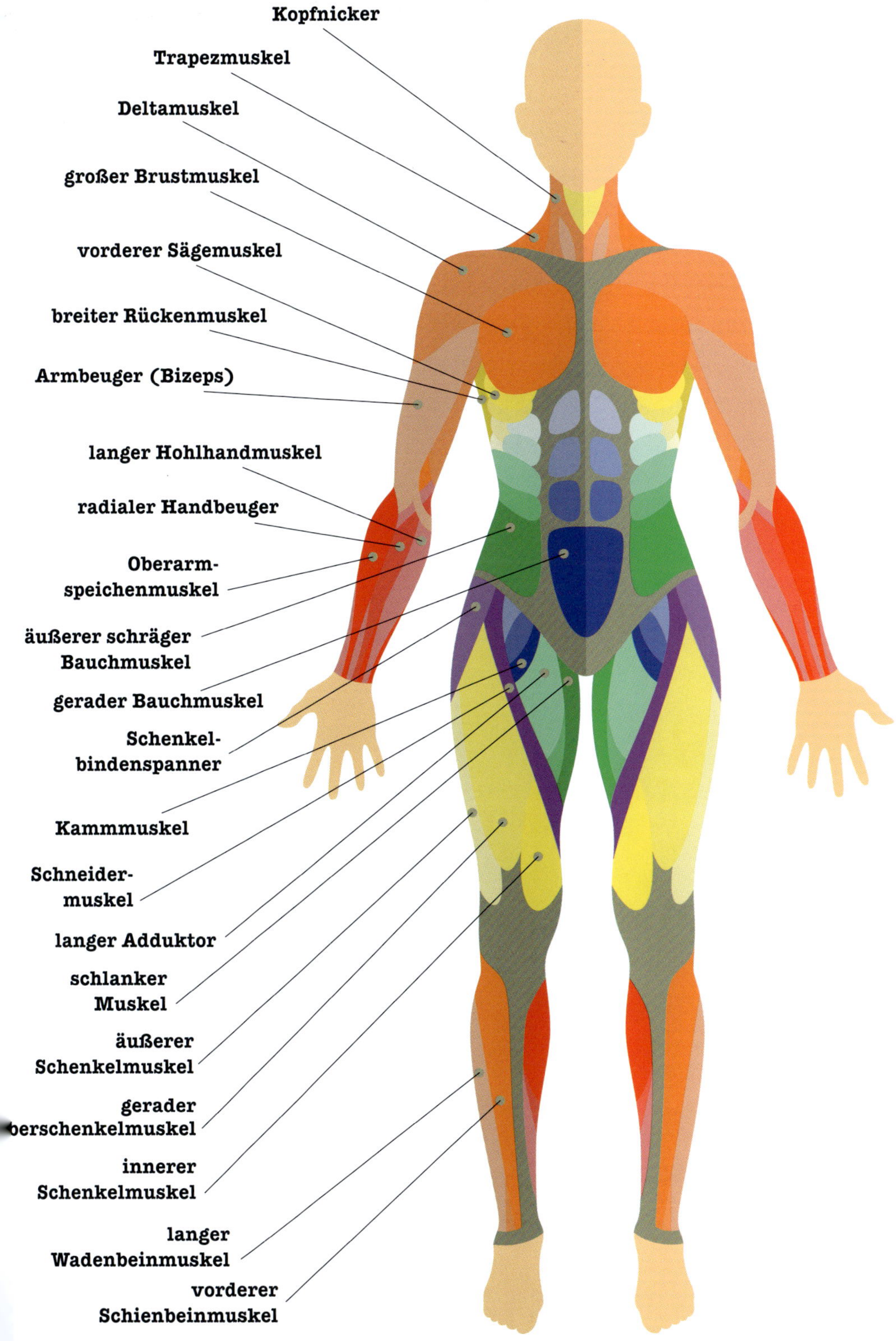
Kopfnicker
Trapezmuskel
Deltamuskel
großer Brustmuskel
vorderer Sägemuskel
breiter Rückenmuskel
Armbeuger (Bizeps)
langer Hohlhandmuskel
radialer Handbeuger
Oberarm-
speichenmuskel
äußerer schräger
Bauchmuskel
gerader Bauchmuskel
Schenkel-
bindenspanner
Kammmuskel
Schneider-
muskel
langer Adduktor
schlanker
Muskel
äußerer
Schenkelmuskel
gerader
berschenkelmuskel
innerer
Schenkelmuskel
langer
Wadenbeinmuskel
vorderer
Schienbeinmuskel

Im Zusammenhang mit dem Krafttraining interessiert natürlich die Skelettmuskulatur, die beinahe die Hälfte unseres Körpergewichts ausmacht. Diese Muskeln sind durch Sehnen fest mit den Knochen verbunden, die sie bewegen sollen. Ziehen sie sich zusammen, verkürzt sich logischerweise der Abstand zwischen den festen Verbindungspunkten, Gelenke werden gebeugt, der Knochen auf diese Weise bewegt. Sie können sich das wie bei einer Marionette vorstellen: Ziehen Sie am Faden, verkürzt sich der Abstand zwischen dem Kreuz des Spielers und dem Glied der Puppe. Ein Gelenk muss sich beugen, die Bewegung entsteht.

Muskeln bestehen aus Fasersträngen, in denen wiederum ein dichtes Netz von Blutgefäßen und sogenannten Mitochondrien untergebracht sind. Über das Blut werden die Muskeln mit Eiweiß, Fett und Kohlenhydraten versorgt.

Muskelgewebearten

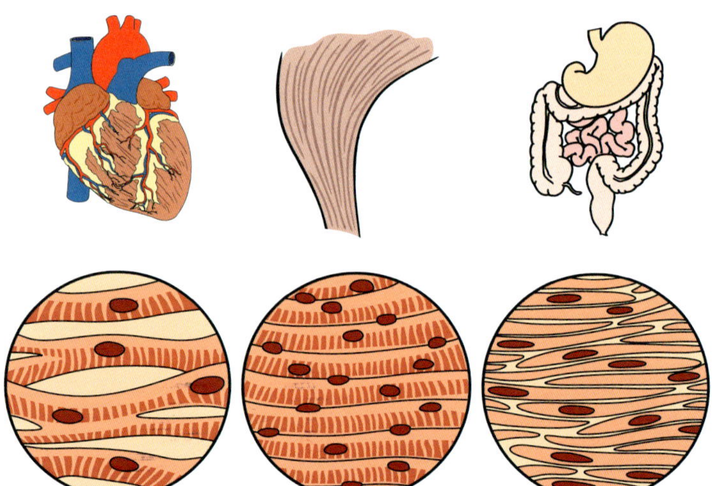

Die darin enthaltene Energie wird erst durch das Verbrennen der Nährstoffe nutzbar. Dieser Vorgang geschieht in den Mitochondrien. Spezielle Moleküle nehmen die Energie auf und stellen sie winzigen Bestandteilen, Myofibrillen genannt, genau dann zur Verfügung, wenn diese eine Bewegung ausführen wollen. Dieser vereinfacht dargestellte Vorgang ereignet sich übrigens unabhängig von der Intensität der Aktion, also jetzt, wenn Sie in einem Buch blättern, oder dann, wenn Sie Gewichte stemmen.

Die Myofibrillen sind das Geheimnis

Muskelfasern setzen sich aus Kammern verschiedener Eiweißfäden zusammen, den bereits erwähnten Myofibrillen. Je mehr davon vorhanden sind, desto größer und leistungsfähiger ist der gesamte Muskel. Wie kann man die Zahl der wichtigen kleinen Kammern wohl erhöhen? Richtig, durch Sport! Verschiedene, sich steigernde Trainingsreize signalisieren dem Organismus, dass er sich an eine höhere Belastung anpassen muss. Er reagiert und stattet die während der Übungseinheiten angesprochenen Muskelgruppen langfristig besser aus.

Übrigens ist auch die Anzahl der Mitochondrien variabel, also die der kleinen Brennöfen, die aus Nahrung Energie herstellen. Auch sie bilden sich bei Bewegung, am besten bei Ausdauersport. Damit ist ganz klar: Ausdauertraining verbessert die Versorgung der Muskeln, die durch Krafttraining gewachsen sind. Ein weiterer Grund also, Ausdauer- und Krafttraining zu kombinieren!

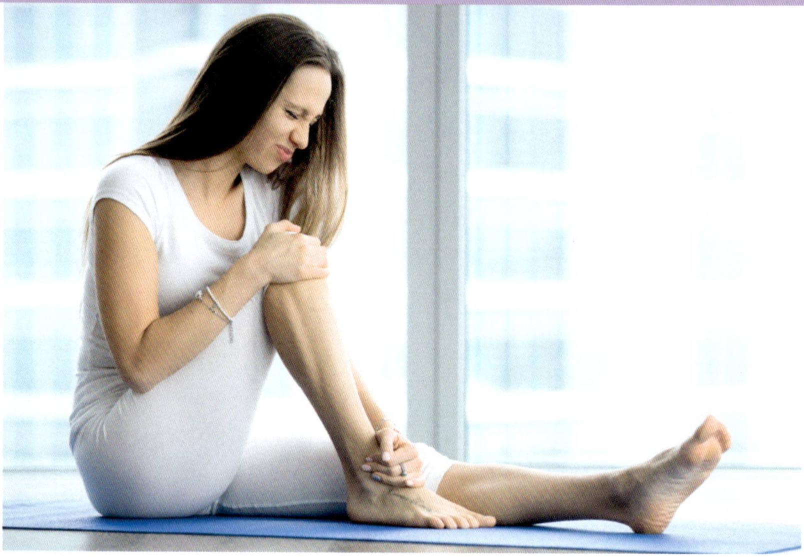

Wenn der Muskelkater zuschlägt

Sie haben Ihr Krafttraining hinter sich gebracht, und einen Tag später zwickt und kneift es an Stellen, von denen Sie nicht einmal ahnten, dass es dort Muskeln gibt. Herzlichen Glückwunsch! Und das ist nicht ironisch gemeint. Dieses fiese Symptom ist nämlich ein gutes Zeichen. Daran erkennen Sie, dass der schmerzende Muskel mehr beansprucht wurde, als er es kennt. Wiederholen Sie das gleiche Trainingspensum nach einigen Tagen, kann es wieder wehtun, allerdings vermutlich schon sehr viel weniger. Weitere Tage später überstehen Sie die Einheit wahrscheinlich schon, ohne mit Beschwerden rechnen zu müssen. Muskelkater ist also ein sicheres Zeichen dafür, dass der Muskel sich der Belastung anpasst, anders gesagt, dass er wächst.

Bei einem vernünftig auf Sie abgestimmten Training sollte der Muskelkater nicht als aggressives Raubtier daherkommen. Trotzdem: Es kann bis zu drei Wochen dauern, ehe die Reparaturarbeiten vollständig abgeschlossen sind. In dieser Zeit dürfen Sie ruhig weiter an Ihrer Kraft und Ihrer Ausdauer üben, nur übertreiben Sie es bitte nicht. Lassen Sie es ruhig angehen, damit der leicht angegriffene Muskel nicht stärker verletzt wird. Wer es mit den Gewichten übertreibt, riskiert einen Muskelfaserriss. Der ist alles andere als nützlich, schmerzt und hinterlässt nach der Heilung kleine Narben im Gewebe. Pausen sind also wichtige Regenerationsphasen für den Körper. Nicht nur, wenn der Muskelkater zugeschlagen hat, sondern immer. Das sind zum einen die kurzen Verschnaufsekunden zwischen zwei Übungssätzen bzw. zwischen zwei verschiedenen Übungen, zum anderen sind die Zeiten zwischen einer sportlichen Betätigung und der nächsten gemeint. Viel hilft viel, stimmt nicht. Man kann eher sagen: Die Dosis macht das Gift. Von der ersten Trainingseinheit an beginnt der Muskelaufbau. Es besteht also kein Anlass, etwas über das Knie brechen zu wollen. Aber mal Hand aufs

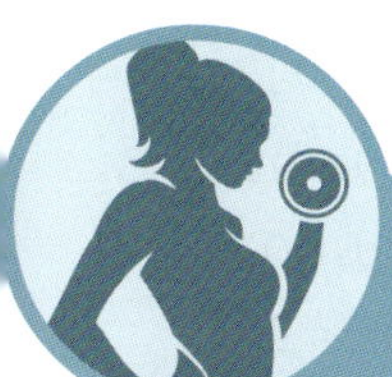

Was ist eigentlich Muskelkater?

Die Beschwerden eines Muskelkaters sind Folge winziger Verletzungen. Der Fachmann spricht vom Zerreißungsphänomen. Diese Verletzungen werden schleunigst repariert. Mehr noch: Das Wunderwerk des menschlichen Körpers sorgt augenblicklich vor. Es bessert nicht nur notdürftig aus, sondern kräftigt den Muskel gleichzeitig, damit er in Zukunft auf diese Beanspruchung eingestellt ist.

Gönn dir eine Pause!

Inzwischen gibt es Fitnessstudios oder auch Kurse, in denen streng nach der Uhr geschwitzt wird. Aufgrund von Kommandos, Musik oder Anzeigen weiß der Sportler, dass er jetzt alles geben muss. Dann wird es still, die Musik wechselt, oder die Anzeige erlischt und es ist klar: Pausenzeit!

Herz, bei den meisten dürften zu lange Pausen eher das Problem sein. Als Faustregel gilt also: Für einen gesunden Muskelaufbau und die Steigerung der Kraftausdauer sollte auf eine Übung von maximal 90 Sekunden, die so beschaffen sein sollte, dass Sie sie am Ende gerade noch ausführen können, eine Entspannung von 60 Sekunden folgen. Diese Zeit braucht der Muskel, um sich mit neuer Energie zu versorgen und wieder einsatzbereit zu sein. Wird an der Pause gespart, schafft er die nächste Übung vielleicht nicht mehr oder jedenfalls nicht in der gewünschten Intensität. Gleichzeitig wächst das Verletzungsrisiko. Was die Trainingsfrequenz im Verlauf der Woche angeht, liegt man bei dem Kraftaufbau und -erhalt mit drei Tagen an der oberen Grenze. Fachleute sagen, dass zwei Tage pro Woche zu je einer halben Stunde sich als optimal erwiesen haben. Zwischen diesen beiden Trainingstagen liegt idealerweise ein Abstand.

Zweimal 30 Minuten? Klingt gut, oder? Ja, das reicht wirklich, wenn Sie sich daran halten, dass jede Übung so intensiv betrieben wird, dass Sie am Ende von 90 Sekunden möglichst zu keiner weiteren Wiederholung in der Lage sind. Genauere exemplarische Trainingspläne folgen weiter hinten im Buch.

Ein Wort zu Faszien

Faszientraining ist in aller Munde: Hier wird die Faszienrolle in verschiedenen Stärken angeboten, dort lockt der Faszienkurs. Was genau steckt eigentlich hinter dem Begriff, und was hat das mit Krafttraining zu tun? Das Wort ist von dem lateinischen fascia = Band abgeleitet. Gemeint ist ein Bindegewebe, das sich durch den gesamten Körper zieht. Es verbindet und hüllt Muskeln regelrecht ein. Es ist natürlich von großer Bedeutung, dass diese Fasern elastisch bleiben, sonst würde die Muskulatur erheblich an Bewegungsfähigkeit einbüßen. Sie können sich das leicht vor-

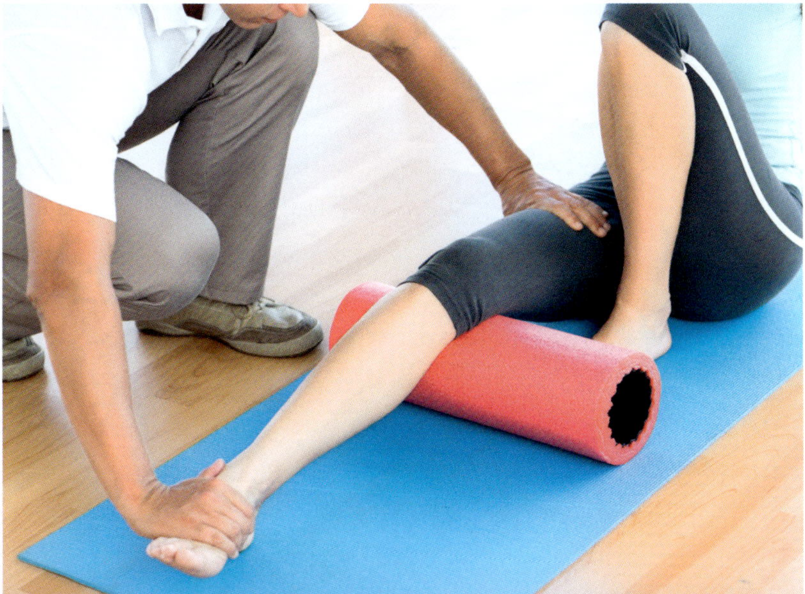

stellen: Ein von einem engen Lederschlauch umgebenes Seil ist bei weitem nicht so beweglich wie eines ohne Verpackung. Um damit etwa eine Schlaufe zu bilden, benötigen Sie im Fall des eingehüllten Seils deutlich mehr Kraft als bei dem losen. Bei Faszien handelt es sich um passives Gewebe. Es muss bewegt werden, kann dann aber über das Rückenmark Signale an den Muskel senden. Dieser wird sich je nach Meldung an- und entspannen. So haben Faszien, obwohl sie nicht selbst aktiv sind, ganz klar Einfluss auf unsere Bewegung und Beweglichkeit.

Untersuchungen zeigen, dass die Bindegewebsfasern, die selten oder nahezu gar nicht gedehnt werden, sich optisch erkennbar verändern. Man sagt, dass sie verkleben. Dabei verlieren sie ihre Elastizität. Ganz klar, Faszientraining ist kein neumodischer Kram, den man getrost wieder vergessen kann, es ist eine sinnvolle und wichtige Unterstützung des gesamten Körpers und damit auch Ihres Krafttrainings. Damit die Faser trainiert wird, muss sie in eine Streckung und Spannung versetzt werden. In diesem Zustand

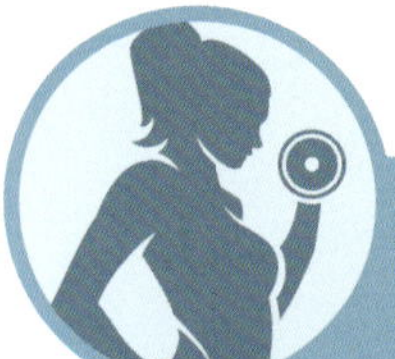

Ran an die Fasern!

Achtung: Es spricht nichts dagegen, sich eine Faszienrolle zu schnappen und damit ein wenig zu probieren. Vorausgesetzt, Sie gehen behutsam mit sich um und agieren nicht nach dem Motto „Viel hilft viel!“ Am besten besuchen Neulinge zunächst einen Kurs und lassen sich von einem ausgebildeten Trainer zeigen, worauf man achten sollte.

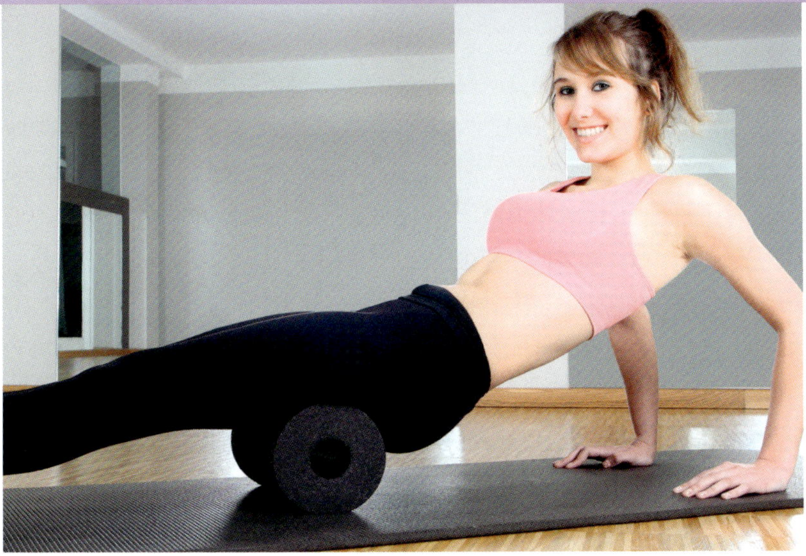

sollte ein mechanischer Reiz ausgeübt werden. Dazu kommt meist die berühmte Rolle aus recht festem Schaumstoff ins Spiel.Dass regelmäßiges Üben mit der Faszienrolle den Muskelaufbau fördert, ist bisher nicht nachgewiesen. Wie schon erklärt, werden Ihnen Ihre Krafteinheiten allerdings leichter von der Hand gehen, wenn das Bindegewebe elastisch und in guter Form ist. Insofern wirkt Faszientraining mit Sicherheit unterstützend.

Die Wiederholung macht's

Neben den richtigen Übungen, der Intensität, mit der diese ausgeführt werden, und der Häufigkeit des Trainings spielen die Wiederholungen eine große Rolle. Für leistungsfähige Muskeln ist nicht etwa das Maximum am erfolgversprechendsten. Es wird Sie vielleicht überraschen, aber weniger ist mehr, jedenfalls bei der Anzahl der Durchgänge.

Im Übungs-Kapitel, in dem es dann ganz handfest um die einzelnen Krafttrainingsübungen, ihre korrekte Ausführung und mehr geht, finden Sie exemplarische Pläne, an denen sich Anfänger und Fortgeschrittene orientieren können. An der Stelle wird auch noch intensiver auf den Zusammenhang zwischen der Wiederholungsfrequenz und dem Grad der jeweiligen Übung eingegangen. Merken Sie sich zunächst nur folgenden Leitfaden:
Je höher die Wiederholungszahl, desto geringer ist die Anforderung, also meist das verwendete Gewicht. Wer drei oder gar fünf Sätze à 15 oder 20 Durchgänge der gleichen Übung absolviert, baut eher wenig Muskeln auf und wird auch keinen bedeutenden Kraftzuwachs erreichen. Dafür tut er seinem Körper etwas Gutes und arbeitet mit ihm. Wer dagegen im Extremfall jede Übung nur ein einziges Mal

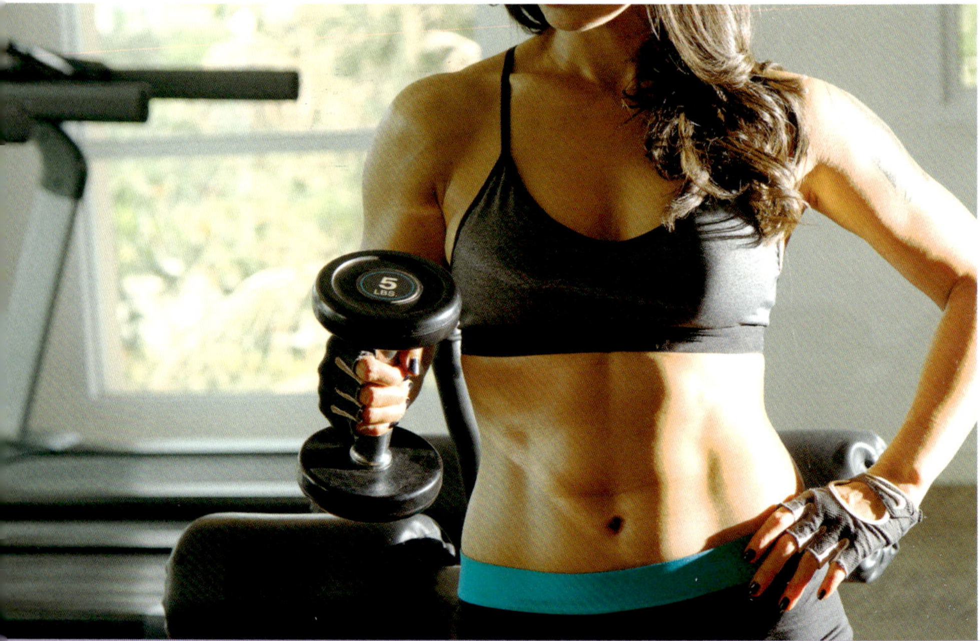

macht, dafür aber auch einen Schwierigkeitsgrad wählt, der für ihn nur einmal zu schaffen ist, der plant vermutlich, sich in möglichst kurzer Zeit möglichst große Muskelberge und entsprechende Kraft anzutrainieren. Seinen Körper und seine Gesundheit hat er dabei nicht unbedingt auf seiner Seite! Ein solches Pensum ist nur routinierten fitten Sportlern zu empfehlen und auch nur unter Aufsicht eines ausgebildeten Trainers.

Muskelaufbau und Alter

Sie haben bereits gelesen, dass der menschliche Körper von ganz allein Muskelmasse verliert, wenn er nichts dagegen unternimmt. Das ist eine unabänderliche Tatsache. Wenn das Wörtchen WENN nicht wäre ... Es lässt sich nämlich, wie schon beschrieben, hervorragend gegen diesen natürlichen Alterungsprozess anarbeiten. Und zwar in jedem Alter!
Dachte man bis Ende des letzten Jahrhunderts noch, dass der Abbau der Muskulatur mit den Jahren schneller vonstattengeht als ein Aufbau möglich ist, weiß man es heute besser. Das Eiweiß, das wichtiger Bestandteil der Muskeln ist, kann auch mit 50 plus noch ohne Probleme gebildet werden. Das scheint eine Studie der University of Texas zu beweisen: Wissenschaftler haben zwei Gruppen von Männern im Alter von durchschnittlich knapp 30 und durchschnittlich 70 Jahren über drei Jahre beobachtet. Sie haben den Abbau und die Neubildung der Muskeleiweiße gemessen und festgestellt, dass die Differenz vergleichbar war. Die Schere geht eben nicht, wie man früher meinte, mit

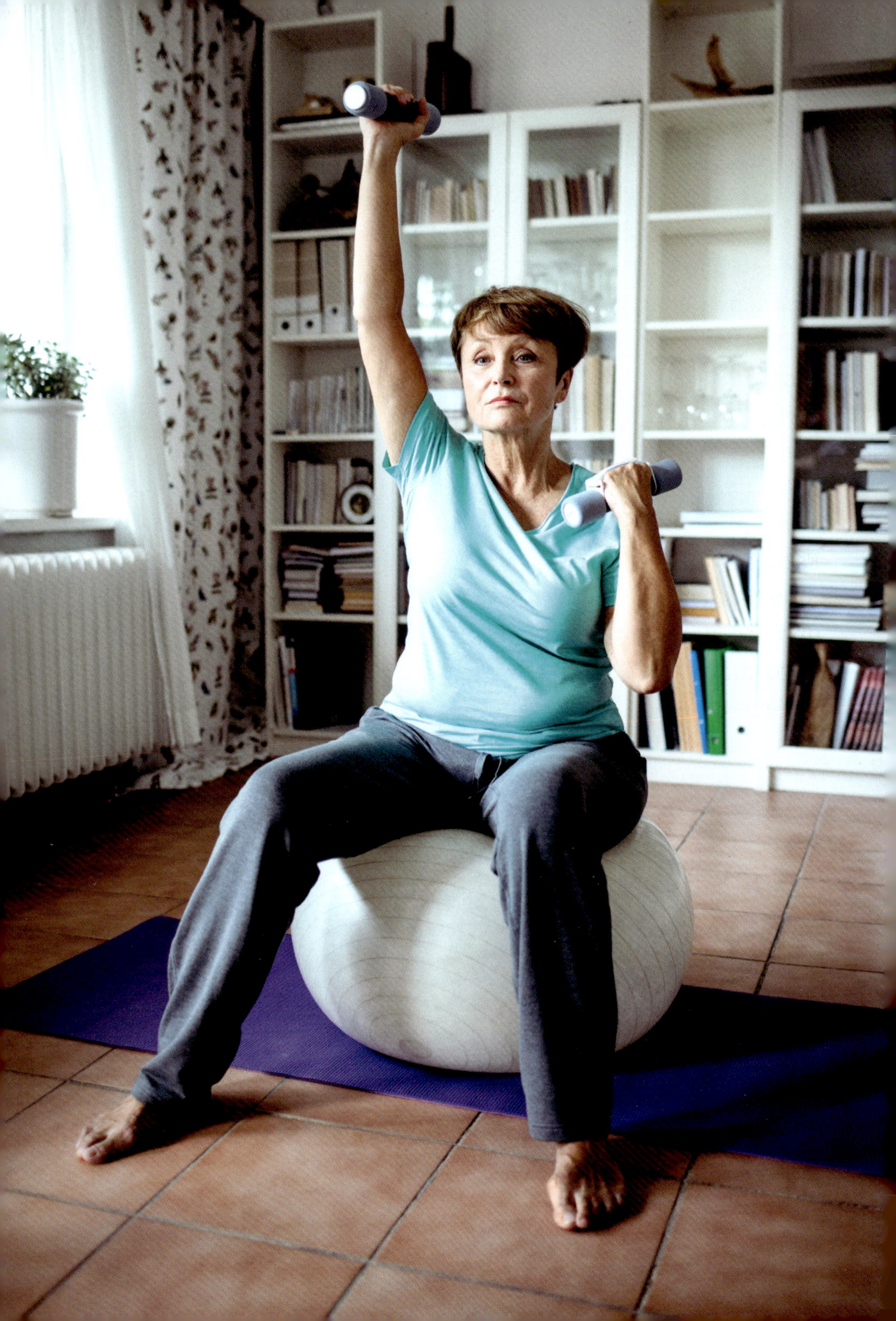

zunehmendem Alter auseinander. Dass ältere Semester sowohl an Kraft und Masse verlieren, dürfte also vorwiegend mit ihrem Lebensstil zusammenhängen. Der beinhaltet leider oft weniger Bewegung und eine an den Stoffwechsel nicht optimal angepasste Ernährung.
Dabei ist ein solider Halteapparat für ältere Menschen noch wichtiger als für junge. Im Zusammenhang mit der menschlichen Natur lässt sich nichts verallgemeinern, doch auf die meisten trifft zu, dass ihre Reaktionsfähigkeit nachlässt. Schwindel tritt bei Älteren eher auf als bei Jüngeren. Das Resultat: Die Gefahr zu stürzen oder beispielsweise in einen Fahrradunfall verwickelt zu werden, steigt. Ein stabiles Knochengerüst kann helfen, dieses Risiko zu minimieren und die Folgen zu mildern. Apropos Knochen ... Gerade wenn die brüchiger werden, sollten starke Muskeln da sein, um einen Teil ihrer Arbeit zu übernehmen.

Muckibude oder Seniorenturnen?

Genau wie für körperliche Aktivität im Allgemeinen gilt auch für die Mitgliedschaft in Sportstudios: Die Zahl älterer Menschen wächst! Scheuen Sie sich also nicht, sich einen Fitnessclub anzusehen. Sie werden möglicherweise staunen, dass viele so alt sind wie Sie oder deutlich älter. Einige werben inzwischen gezielt um betagtere Kunden. Dort kann man davon ausgehen, dass es nicht darum geht, sich im knappen Sport-Bustier vor dem Spiegel zu drehen, sondern wirklich etwas für die Fitness zu tun. Übrigens muss es gar nicht unbedingt der kostspielige Club sein, auch sehr viele

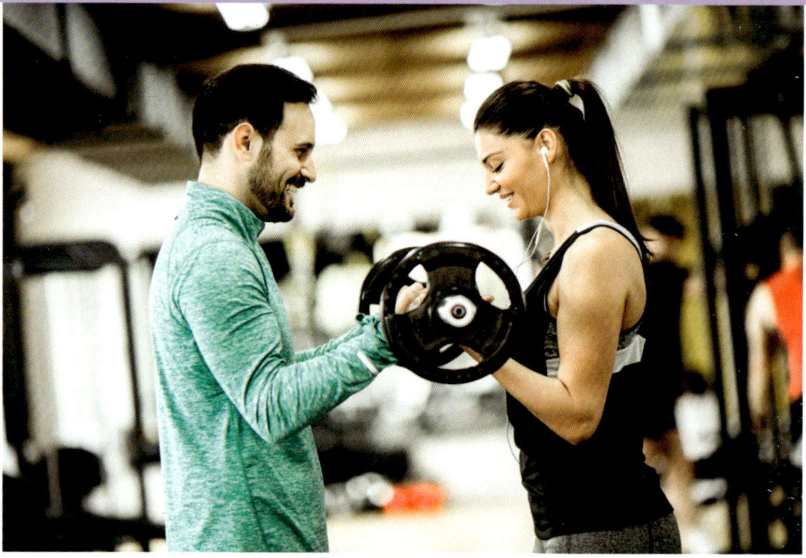

Sportvereine bieten heutzutage Krafttraining an. Einfach mal hingehen und ansehen. Sie müssen sich wohlfühlen, um das Angebot regelmäßig zu nutzen, und nur dann ist es sinnvoll. Lassen Sie deshalb einfach die Atmosphäre auf sich wirken. Gefällt sie Ihnen? Prima, dann sind noch einige handfeste Punkte abzuklären:

- Findet ein Einstiegsgespräch statt, in dem der Körper von Fachpersonal betrachtet und nach Vorerkrankungen gefragt wird?
- Wird der Fitnesszustand abgefragt und anhand einiger Übungen überprüft?
- Werden geeignete Kurse angeboten? Je älter Sie sind, desto mehr tendieren Sie vermutlich zu Übungen gegen das eigene Körpergewicht als zu rasantem Zumba zu lauter Musik.
- Findet eine langfristige Betreuung statt? Das soll nicht heißen, dass jemand ständig neben Ihnen her läuft. Es

sollte aber immer mal jemand einen Blick darauf haben, ob Sie die Übungen korrekt durchführen. Sonst schaden Sie sich am Ende mehr, als dass Sie den erhofften Nutzen haben.

- Gibt es eine Zehner-Karte? Sowohl Vereine als auch Clubs bieten diese Schnupper-Möglichkeit an. Ein Probetraining ist gut, eine Testgelegenheit über mehrere Wochen ist besser. Danach können Sie entscheiden, ob Anbieter und Art des Trainings auf Dauer etwas für Sie sind.

Wenn Sie zu Hause den Platz dafür haben, können Sie natürlich auch ungestört und unbeobachtet auf der Matte oder der Bank Ihre Muskeln aufbauen. Jedenfalls wenn Sie eine gewisse Routine haben. Ohne jegliche Erfahrung mit Hantel & Co. sollte man davon unbedingt Abstand nehmen. Das Verletzungsrisiko ist zu hoch und steigt mit zunehmendem Alter. Lassen Sie sich lieber von Fachleuten Ihren Trainingsplan erstellen und sämtliche Übungen gründlich beibringen. Wenn Sie dann sicher in der Ausführung sind, können Sie immer noch zum Einzelkämpfer werden.

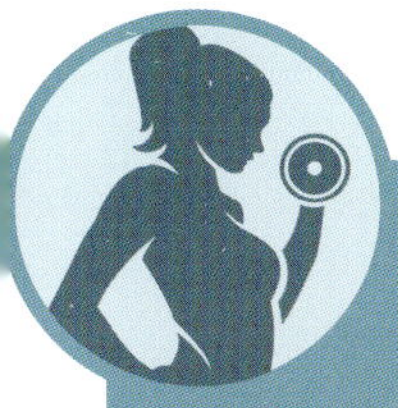

Noch ein Wort zum Alter

Krafttraining ist zwar grundsätzlich für jeden sinnvoll, ob jung oder schon etwas reifer. Für Kinder im Wachstum sollten Trainer aber sorgfältig Übungen zusammenstellen. Das Stemmen und Ziehen schwerer Gewichte ist für sie nicht angesagt, die Arbeit gegen das eigene Körpergewicht reicht völlig aus.

Frauen und Muskelaufbau

Während die gute Nachricht lautete, dass das Alter kein Hemmnis ist, um seine Kraft zu verbessern, folgt nun die schlechte: Frauen haben es leider bedeutend schwerer beim Muskelaufbau. Sie müssen mehr schuften als Männer gleichen Alters, um das gleiche Resultat zu erzielen. Kleines Trostpflaster: Strampelt sich eine Frau ab, bekommt sie zwar schwerer Muskeln, verliert aber besser Fett als der Mann. Und mal Hand aufs Herz: So richtige Muskelberge will doch sowieso kaum eine. Einer der Verantwortlichen für den Unterschied der Geschlechter ist das weibliche Hormon Östrogen. Es ist einerseits mitschuldig an dem Umstand, dass eine durchschnittliche rund 25 Jahre alte Frau nur zu etwas über 20 oder 30 % aus Muskelmasse besteht, leider auch aus der fast gleichen Menge Fettgewebe, während ein gleichaltriger Mann locker 45 % seines Gewichts in Form von Muskeln auf die Waage bringt. Nicht über das Östrogen ärgern, Mädels, von seinen sonstigen sinnvollen Fähigkeiten mal abgesehen, ist es maßgeblich daran beteiligt, dass die Damen beim Ausdauersport leichter Fett loswerden. Die Herren laufen ihnen in diesem Punkt jämmerlich hinterher. Heißt: Mit Joggen, Tanzen, Radeln kriegen Frauen ihr Fett weg, ohne auf Schokolade verzichten zu müssen, während Männer um Verzicht auf Bier und Wurst nicht herumkommen.

Das männliche Hormon Testosteron spielt eine große Rolle, wenn es darum geht, dass Eiweiß in die Muskeln gepackt werden soll, wodurch diese wachsen. Bei den Herren der

Schöpfung ist im Blut das Vielfache dieses Hormons nachweisbar im Vergleich mit den Werten des weiblichen Geschlechts. Dummerweise nimmt die Fähigkeit des weiblichen Körpers, Eiweiß aus der Nahrung zu verwerten, im Alter auch noch ab. Mehr darüber im Abschnitt über die Ernährung. Allein die Tatsachen über Hormone erklären, warum die Damen eher weich und kurvig aussehen, die Herren dagegen kantig und knackig.

Die größten Mythen

Leider geistern neben Tatsachen auch viele Mythen durch Studios und Köpfe. Sie sollten Sie kennen und wissen, was davon zu halten ist.

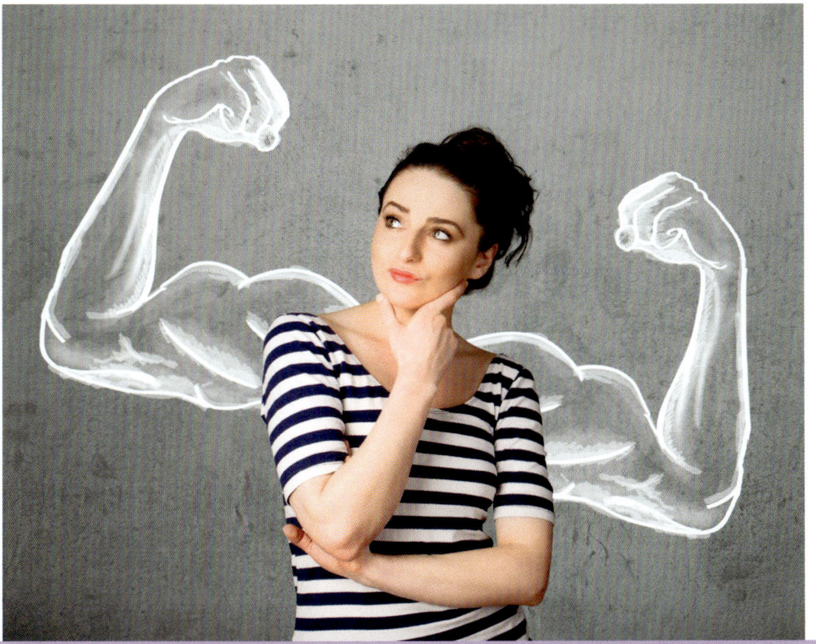

Durch Muskelaufbau verwandeln sich zarte Frauen in massige Gestalten.

Falsch! Die unterschiedlichen physiologischen Voraussetzungen sorgen dafür, dass eine Frau unter natürlichen Bedingungen nicht die Muskelberge aufbauen wird, die ein Mann ohne künstliche Nachhilfe erreicht. Einzige Ausnahme sind diejenigen, deren Hormonhaushalt einen für eine Frau ungewöhnlich hohen Testosteronspiegel aufweist. Das wissen die Betroffenen spätestens seit ihrer Pubertät. Für alle anderen gilt: Um auszusehen wie eine fortgeschrittene Bodybuilderin, muss man sich künstlich männliche Hormone zuführen. Ansonsten bleibt alles im ästhetisch-weiblichen Rahmen.

Durch Krafttraining schrumpft die Brust.

Eigentlich eher nicht, aber vielleicht ein bisschen. Zur Beruhigung sei gesagt, dass tüchtiges Training mit gezielten Übungen eher dazu führt, dass sich die Muskulatur unter

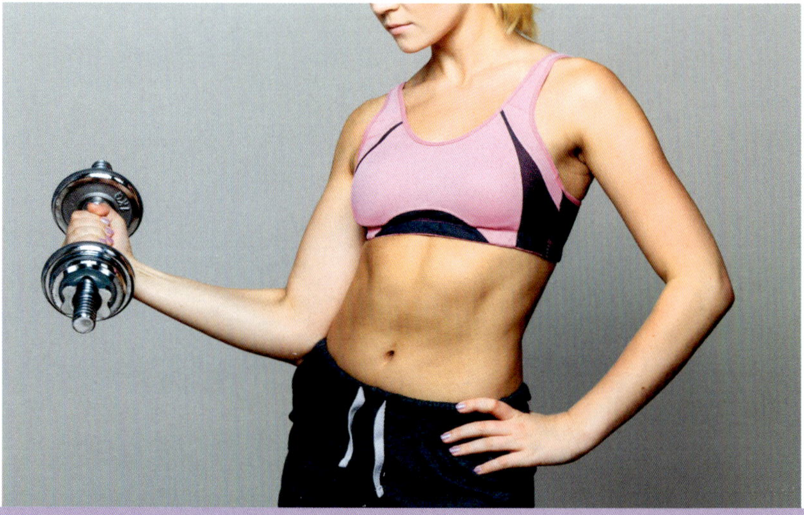

der Brust strafft und durch mehr Umfang hebt. Das kann optisch zu einer größeren und vor allem besser geformten Brust führen. Dass Volumen verloren gehen kann, liegt daran, dass es sich nun mal um Fettgewebe handelt. Wenn Sie also Fett abbauen, kann es auch das der Brust treffen. Leider ist es nicht möglich, nur am Bauch oder den Oberschenkeln Fett zu verbrennen. Wie übrigens bei jeder Sportart und Diät. Dieses Phänomen gilt nicht nur für Krafttraining.

Allein mit Crunches erhält man einen flachen Bauch.
Leider nicht. Der Aufbau der Bauchmuskeln kann durch spezielle Übungen natürlich angeregt werden und ist auch empfehlenswert, denn der Bauch ist der Gegenspieler des Rückens. Eine kräftige und stabile Vorderseite entlastet die Rückseite. Was nun die Optik angeht, so können Sie sich noch so sehr abmühen. Solange die Bauchmuskulatur unter einer Fettschicht liegt, ist sie nicht zu sehen. Selbst Frauen mit Normalgewicht entdecken darum meist kleine weiche Polster statt des kernigen Waschbretts.

Bei einer Trainingspause wandeln sich Muskeln bei Frauen gleich wieder in Fett um.
Unsinn! Jedoch wird die Muskelmasse nicht weiter aufgebaut und auch nicht mehr gehalten. Der Körper trennt sich allmählich davon. Falls Ihre Trainingspause bedeutet, dass Sie den Sport einstellen, während Ihre Ernährung gleich bleibt, wird parallel Fett angesetzt. Nicht vorhandene Muskeln verwandeln sich also nicht, sondern sie verschwinden und machen neuem Fett Platz.

Trainingsarten

Es war mehrfach die Rede vom Sportstudio, von Hantel und Bank. Das heißt nicht, dass lediglich durch klassisches Gewichtheben Muskelkraft aufgebaut und verbessert werden kann. Glücklicherweise gibt es diverse Disziplinen, sodass eigentlich jeder die findet, die ihm am meisten Spaß macht. Nur wenn Spaß im Spiel ist, bleiben Sie am Ball. Sehen Sie sich darum ruhig die verschiedenen Arten an und probieren Sie am besten auch verschiedene aus.

Der Klassiker – Gerätetraining

Gut möglich, dass Ihnen jemand einreden will, Sport an Maschinen zu machen, sei unnatürlich und noch dazu gefähr-

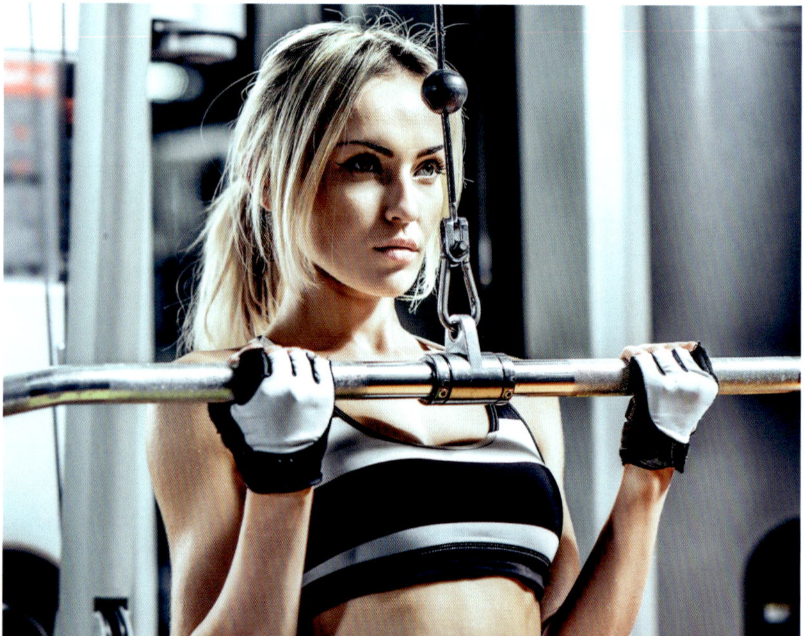

Vorteile von Gerätetraining

Zur Stabilisierung der Wirbelsäule sowie sämtlicher Gelenke und Verbesserung der Haltung werden in immer mehr Physiotherapie-Praxen Geräte eingesetzt. Diese Tatsache spricht klar gegen den Mythos, Maschinen seien grundsätzlich schlecht für die Gesundheit.

lich. Ob Sie es mögen, ist Geschmackssache, ob tückische Gefahren lauern, ein ganz anderes Thema. Dazu ist zu sagen: Sofern die Geräte in Schuss sind und Sie richtig damit umgehen, haben Sie kein größeres Risiko zu befürchten als bei anderen Sportarten auch. Es ist sogar so, dass freies Hanteltraining gefährlicher ist, weil die Bewegung gewissermaßen im freien Raum ausgeführt wird, also von Ihnen geführt werden muss. Anfängern wird davon deshalb ausdrücklich abgeraten. Erst wenn auch kleinste Muskeln in besserer Form sind und wenn die Motorik geschult wurde, sollte man, wenn man mag, von Geräten auf Hanteln umsteigen. An Maschinen wird ein Muskel oder eine Muskelgruppe gezielt und isoliert angesprochen, die Technik übernimmt die Führung, wodurch der Übungsablauf meist sauberer erfolgt. Ein weiteres Plus ist die bei modernen Apparaten sehr fein zu dosierende Belastung, die individuell für Sie eingestellt werden kann. Und: Die Geräte arbeiten meist zweigleisig. Sie drücken beispielsweise nicht nur eine Stange mit den Armen nach unten, sondern ziehen sie im zweiten Teil des Bewegungsablaufs wieder nach oben. Ein Gerät, doppelter Effekt.

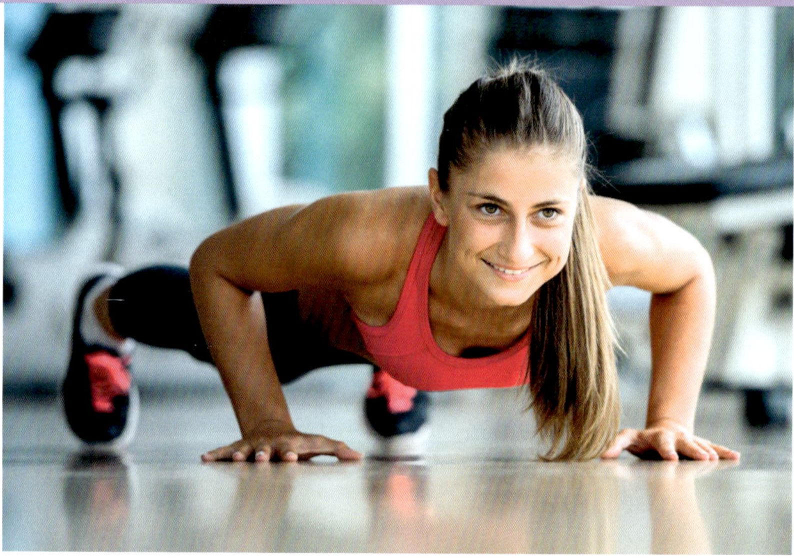

Training mit dem eigenen Körpergewicht

Riesiger Vorteil: Sie haben Ihre Ausrüstung immer bei sich! Diese Form von Kraftübungen heißt heutzutage Bodyweight-Training und beinhaltet zum Beispiel den guten alten Liegestütz. Im Übungsteil dieses Buches finden Sie einige Vorschläge, für die Sie nichts weiter brauchen als Ihren Körper und höchstens noch bequeme Trainingskleidung. Falls Sie regelmäßig Bodyweight-Übungen machen, werden Sie bemerken, dass sich Ihre Körperwahrnehmung verbessert. Außerdem wird nicht nur ein Muskel gezielt trainiert, sondern es sind automatisch mehrere Muskelgruppen beteiligt. So wird das Krafttraining schnell zum Ganzkörpertraining.

Die Kehrseite der Medaille: Für diejenigen, die einen bestimmten Muskel sichtbar aufbauen wollen, ist diese Variante eher nicht zu empfehlen.

HIIT – kurz, aber heftig

Allen derzeitigen Erkenntnissen zufolge ist HIIT ein echter Hit. Hinter der Abkürzung steht ein Hoch-Intensitäts-Intervall-Training. Klingt hart? Ist es auch. Aber effektiv. Bisher hieß es immer, sowohl, um Ausdauer aufzubauen, als auch um eine ordentliche Fettverbrennung zu bewirken, müsse man mindestens 45 Minuten, besser noch eine Stunde laufen oder mit dem Rad durch die Landschaft düsen. Aber bitte nur gemäßigt angestrengt, nebenbei muss immer ein kleiner Plausch möglich sein. HIIT ist ganz anders. Ob Kraftübung oder Ausdauer-Einheit, immer wird bis an die maximale Belastungsgrenze gegangen, das allerdings nur für einige Sekunden. Dann folgt aktive Entspannung, nach einem Sprint also zum Beispiel ruhiges Gehen. Ist man wieder fit für die nächste Hochleistungs-Einheit, gibt man erneut Gas. Höchste Intensität und Erholung wechseln einander mehrmals ab. Nach nur 20 Minuten darf man bereits Feierabend machen. Zahlreiche Studien haben die erstaunlichsten Ergebnisse erbracht. Die Leistungsfähigkeit und

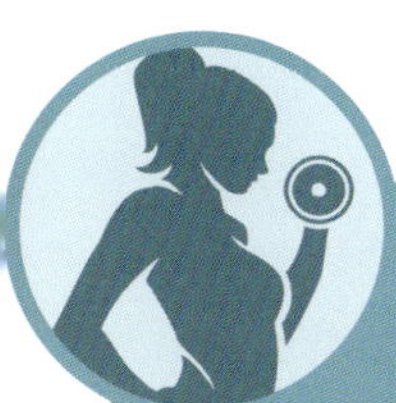

HIIT für Anfänger

Ein gutes Einstiegsprogramm könnte so aussehen: Fünf Minuten aufwärmen, dann eine Kraftübung achtmal hintereinander konzentriert durchführen. Anschließend je nach Fitnessgrad 30 bis 60 Sekunden auf der Stelle sprinten. Dann wieder eine Kraftübung und so weiter, bis 30 Minuten um sind.

die maximale Sauerstoffaufnahme wurden deutlich erhöht, Diabetes-2-Patienten profitierten durch einen stabileren Blutzuckerspiegel, der Stoffwechsel und damit auch die Fettverbrennung wurden erheblich angekurbelt. Und das schon nach nur zwei bis drei Wochen, in denen jeweils zwei- bis dreimal trainiert wurde.

Anfängern empfiehlt sich ein Kurs, bei dem die Zeiten gestoppt und angesagt werden, sodass der Trainierende sich nicht selbst um die Uhr kümmern muss. Außerdem sollten Sie sich unbedingt vorher von einem Arzt durchchecken lassen, da die Beanspruchung zwar nur kurz, aber eben doch sehr hoch ist.

CrossFit – schweißtreibende Vielfalt

Eins vorab: Bei CrossFit handelt es sich auch um eine Firma, die eine Fitnessmethode entwickelt hat und verbreitet. Anders als beim HIIT kann man CrossFit nicht so oder so, im Kurs oder zu Hause, absolvieren. Zwar gibt es auch Varianten, aber der Aufbau einer einstündigen Einheit ist immer ähnlich. Ein weiterer wichtiger Unterschied: Sportler, die CrossFit machen, treten gerne gegeneinander an. Sie messen sich mit anderen Athleten dieser Methode.

Eine Einheit setzt sich zusammen aus dem Aufwärmen, einer Phase mit verschiedenen Übungen, darunter auch solche, die die Kraft verbessern, dem Hoch-Intensitätsteil und anschließendem Dehnen. Mit diesem Training, das teilweise an militärischen Drill erinnert und wirklich von verschiedenen Streitkräften oder Sicherheitsunternehmen ge-

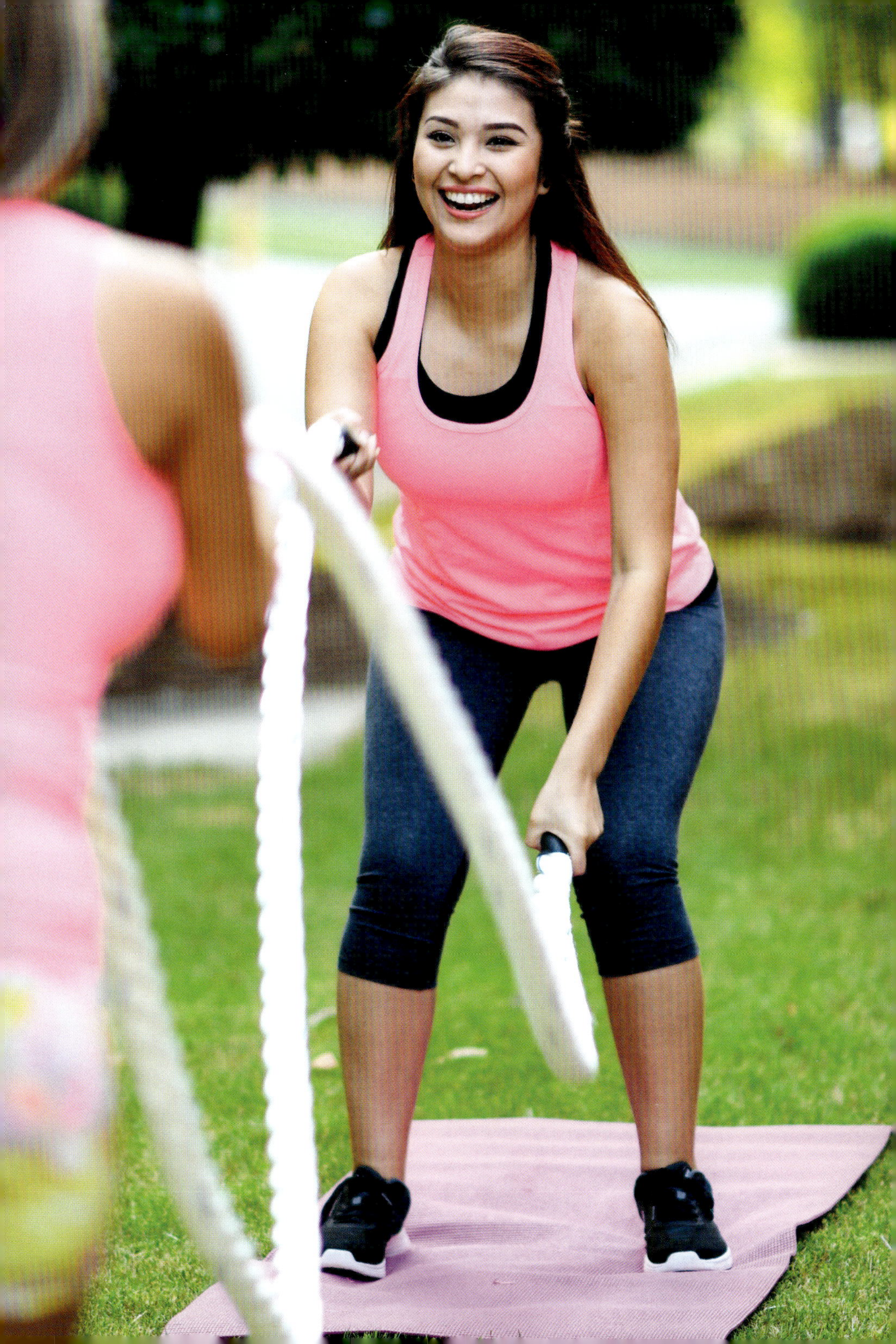

nutzt wird, sollen gleichzeitig Kraft, Ausdauer, aber auch Koordination, Schnelligkeit und die Feinmotorik verbessern. Dazu kommt eine Vielfalt von Sportarten zum Einsatz: Vom Laufen über klassisches Gewichtheben bis zu Rudern und Übungen gegen das eigene Körpergewicht. Lust gekriegt? Dann müssen Sie nach einem lizensierten Trainer bzw. Studio Ausschau halten. In Deutschland trainieren eher Männer mit CrossFit. Aber auch Frauen, die Spaß an ganz viel Abwechslung und Wettkampf haben, könnten hier ihren optimalen Weg zu mehr Kraft und Ausdauer finden.

Krafttraining und Ernährung

Zum Thema Ernährung wurde schon einiges gesagt. Sie ist es, die Ihnen die nötige Energie liefert, um überhaupt trai-

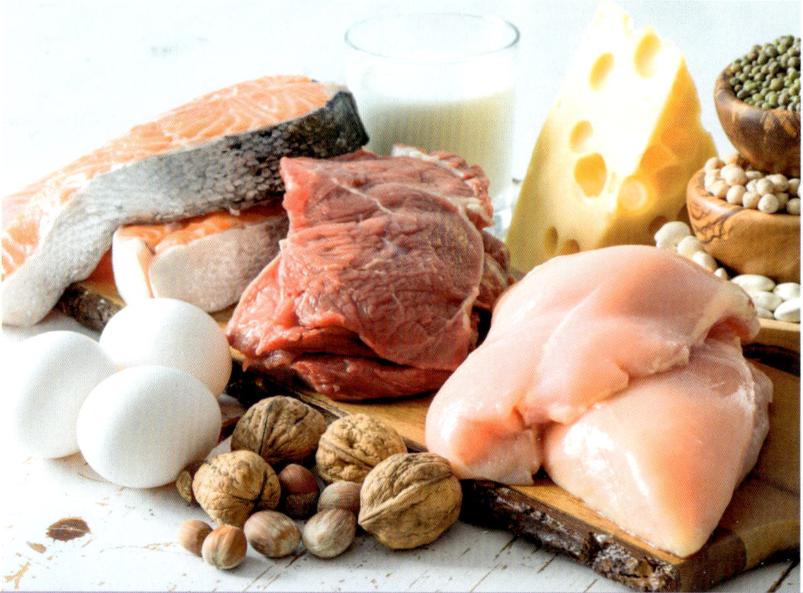

nieren zu können. Und sie muss so beschaffen sein, dass Muskeln aufgebaut werden können. Kein Wunder, wenn Sie jetzt gleich wieder an Eiweiß denken. Das spielt im Zusammenhang mit Krafttraining natürlich eine wesentliche Rolle. Darum wird es später gesondert betrachtet.
Auch Kohlenhydrate sind nicht zu unterschätzen. Sie stecken in Nudeln, Reis, Kartoffeln oder auch Brot und sollten wenige Stunden vor Trainingsbeginn zu sich genommen werden. Damit die überhaupt richtig in die Speicher gepackt werden können, benötigt der Organismus Chrom und Kalium. Essen Sie deshalb zur Ihrer Kohlenhydrat-Mahlzeit Gemüse oder Salat und Pilze oder Nüsse.
Wenn Sie bereits nach der Trainingseinheit schon frisch geduscht sind, arbeitet Ihr Körper immer noch fleißig. Er baut nämlich neue Muskeln auf. Dafür braucht er Eiweiß.

Die Rolle von Eiweiß

Sie wollen Ihre Kraft verbessern und schielen auf Bodybuilder? Glauben Sie bloß nicht, dass die ihre Muskelberge mit den Eiweiß-Shakes oder Pülverchen gezüchtet haben, die in entsprechenden Studios oder Läden angeboten werden. Wenn Sie mit Ihrer täglichen Ernährung ausreichend Eiweiße zu sich nehmen, können Sie auf Ergänzungsmittel getrost verzichten. Einzig bei sehr reduzierter Kost, wie sie etwa für Veganer an der Tagesordnung ist, kann es zu einem Eiweißmangel kommen. Ist das bei Ihnen der Fall, sprechen Sie bitte mit einem Arzt, der Ihnen sicher ein vernünftiges Präparat empfehlen kann. Untersuchungen ha-

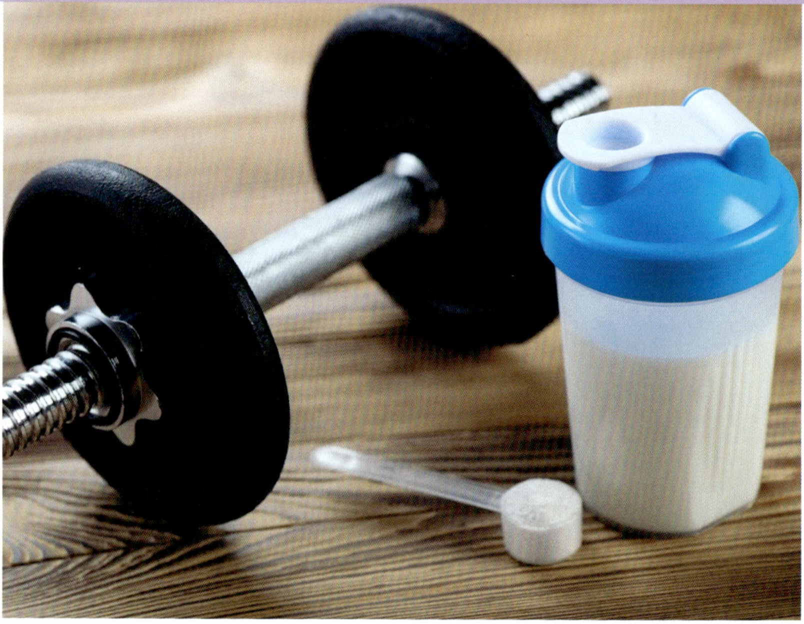

ben ergeben, dass frei verkäufliche Nahrungsergänzungsprodukte nicht selten Steroide enthalten. Einen Vermerk auf der Verpackung werden Sie vergeblich suchen. Die synthetisch hergestellten Stoffe haben eine ähnliche Wirkung wie das männliche Hormon Testosteron. Bei einem Doping-Test wären Sie nach Genuss Ihres Eiweiß-Präparats positiv. Fakt bleibt: Eiweiß, genauer gesagt deren Bestandteile, die Aminosäuren, ist maßgeblich am Aufbau des Halteapparates beteiligt. Statt sich möglichst viel davon einzuverleiben, sollten Sie eher auf die richtige Kombination achten. Bei der Menge ist nämlich nicht die verzehrte interessant, sondern die des körpereigenen Eiweißes, den der Organismus daraus herstellen kann. Man spricht von der biologischen Wertigkeit. Sie ist besonders hoch, wenn die aufgenommenen Aminosäuren in ihrer Zusammensetzung denen des Menschen ähneln. Kartoffeleiweiß, Rindfleisch und Milch kommen auf stolze Werte. Auch Soja und Getreide sind nicht schlecht. Richtig kombiniert, ergeben sich die besten Resultate. Essen Sie zum Beispiel Kartoffeln und Ei, Vollkorn- mit Milchprodukten, Soja und Ei oder auch Getreide mit Ei.

Muskelaufbau trotz veganer Ernährung?

Tierische Proteine sind für Veganer tabu. Ei und Milchprodukte kommen also genauso wenig in Frage wie Fleisch und Fisch. Eine wissenschaftliche Studie mit 24 Männern hat gezeigt, dass Proteine aus Hülsenfrüchten oder Reis und Kartoffeln den gleichen Effekt hatten wie solche aus Molke. Überzeugte Veganer können also durchaus ihre Ziele beim Krafttraining erreichen. Sie müssen einfach mehr zu Erbsen, Reis, Hanf- oder Lupinenprotein greifen.

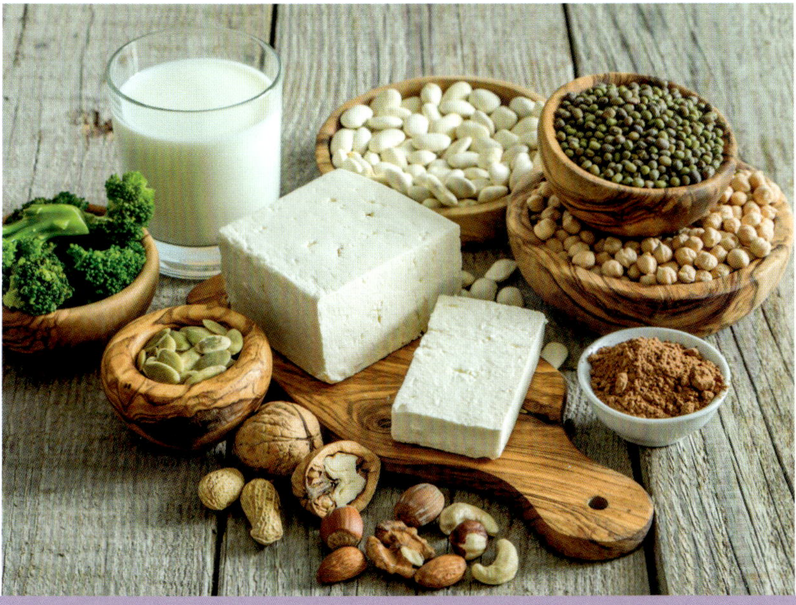

Krafttraining während der Regel oder der Schwangerschaft

Einmal im Monat haben Frauen über viele Jahre ihre Regel. Kein Grund, mit dem Sport immer eine Pause einzulegen. Sofern Sie sich gut fühlen, dürfen Sie auch weiter etwas für Ihre Kraft tun. Sie sollten dabei nur eines wissen: Der Zyklus beeinflusst Ihren gesamten Stoffwechsel! Während Sie in der Zeit vor dem Eisprung besser Kohlenhydrate verarbeiten können, gilt das für Proteine nach dem Eisprung. Stellen Sie sich Ihren Ernährungsplan entsprechend zusammen, dann fühlen Sie sich fit und pflegen Ihre Muskeln. Übrigens müssen Frauen aufgrund ihrer Blutung auch besonders auf genügend Eisen achten. Das ist in Fleisch und Fisch in einer gut verwertbaren Form enthalten. Vegetarierinnen können auf Nüsse, Amarant, Spinat und Haferflocken zurückgreifen. Kombinieren Sie die Aufnahme immer mit einer ordentlichen Portion Vitamin C, das erleichtert die Verwertbarkeit.

Selbst während der Schwangerschaft können Sie auf jeden Fall Ihr Krafttraining fortführen, sofern Sie keine Be-

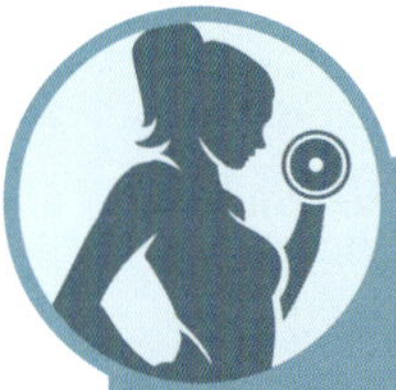

Wassereinlagerungen während der Regel

Viele Frauen lagern während ihrer Menstruation besonders viel Wasser ein. Dies macht sich oft auf der Waage bemerkbar und viele fühlen sich aufgedunsen und schwammig. Eine Sporteinheit, bei der man richtig ins Schwitzen kommt, kann dabei helfen!

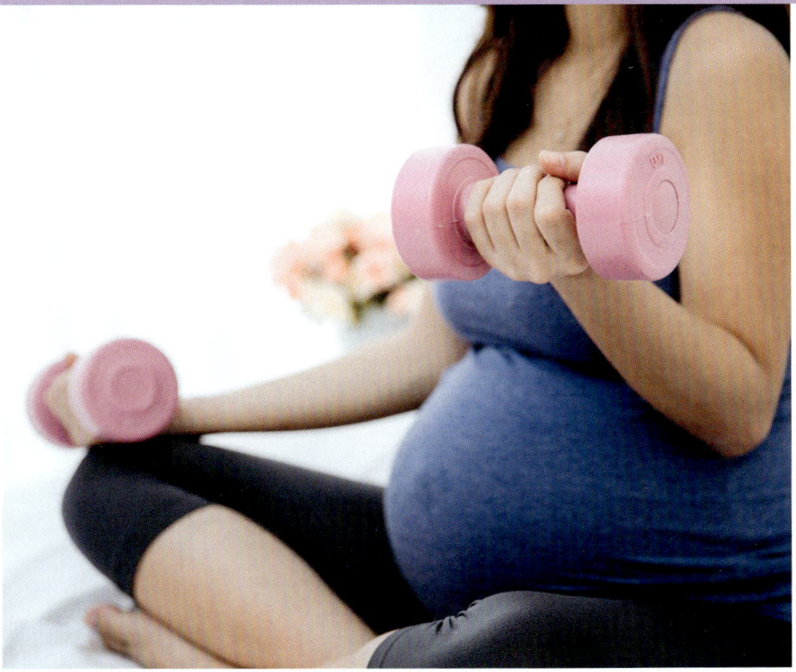

schwerden haben. Sie sollten dabei nur einige Punkte beachten, damit keine negativen Komplikationen eintreten:

- Lassen Sie es ruhig angehen. Gerade bei Bodyweight-Übungen wächst die Belastung jetzt automatisch.
- Ihre Hormone reduzieren die Stabilität Ihrer Bänder. Das erhöht die Verletzungsgefahr.
- Je weiter die Schwangerschaft ist, desto mehr verändert sich Ihr Körperschwerpunkt. Achten Sie besonders auf die richtige Haltung und vermeiden Sie ein Hohlkreuz.
- Fügen Sie Ihrem Training Übungen zu, die den Beckenboden trainieren.
- Achten Sie darauf, nicht lange auf dem Rücken zu liegen.
- Grundsätzlich sollten Sie mit Ihrem betreuenden Arzt über das Krafttraining sprechen.

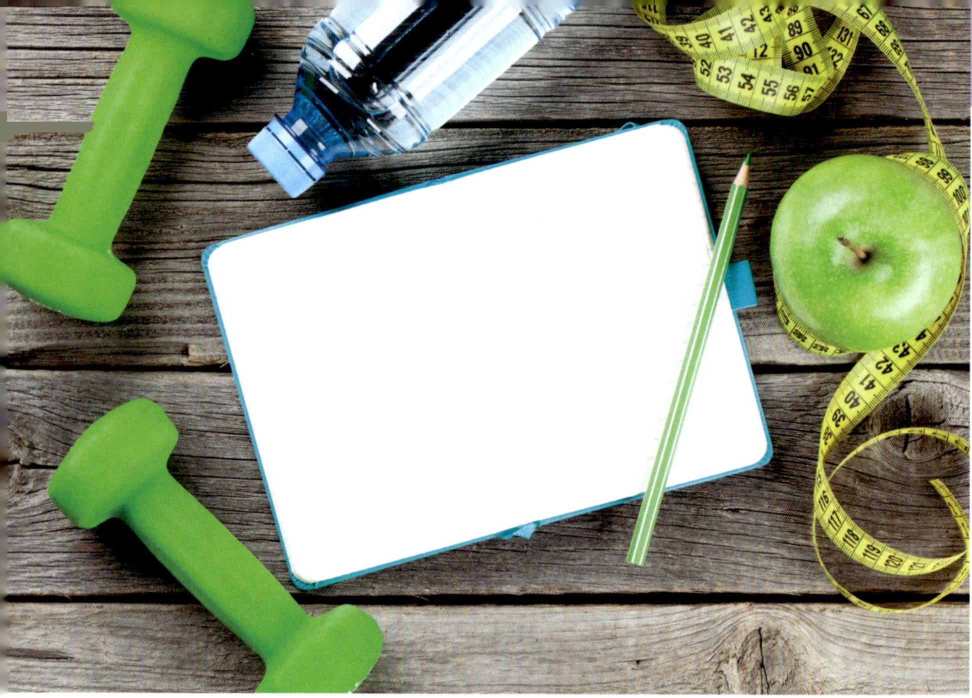

Gut vorbereitet ins Training starten

Auch wenn es manchmal heißt, alle Theorie sei grau, gilt das absolut nicht für die Beschäftigung mit Sport im Allgemeinen und Krafttraining im Speziellen. Wenn Sie das vorige Kapitel gelesen haben, sollten Sie nun noch besser verstehen, warum sich ein gezielter Kraftzuwachs lohnt und wie Ihre Gesundheit und Fitness davon profitieren.

Eine bessere Motivation als Wissen und Verständnis kann es gar nicht geben. Nutzen Sie diesen hoffentlich gewonnenen zusätzlichen Antrieb, um sich nun voller Elan in die Praxis zu stürzen. Erfahren Sie, warum Aufwärmen und

Herunterkommen so wichtig und welche Hilfsmittel und Ausrüstungsgegenstände sinnvoll sind. Werfen Sie einen Blick auf das, was neben der Optik bei Sportbekleidung wirklich zählt. Gehen Sie mit einfachen Tests Ihrem Trainingszustand auf den Grund und starten Sie schließlich optimal vorbereitet ins Training.

Wie wichtig sind Warm-up und Cool-down?

Hand aufs Herz: Machen Sie sich vor einer Sporteinheit warm? Oder denken Sie, dass Sie sich die Zeit sparen können? Lieber gleich in die Vollen gehen, dann ist man schnell durch mit dem Fitnessprogramm. Dann starten Sie Ihr Auto wahrscheinlich auch gleich im dritten Gang. Zugegeben, der Vergleich hinkt ein wenig, verdeutlicht aber, was Sie von Ihren Muskeln und Gelenken, von Ihren Sehnen und Knochen erwarten, wenn Sie ohne sanften Einstieg durchstarten wollen. Statt diesen Abschnitt zu überspringen, weil Sie meinen, bisher immer gut ohne Warm-up klargekommen zu sein, sollten Sie lieber an Balletttänzer, an Orchestermusiker oder an Sänger denken. Sie alle bereiten Ihr Instrument auf die Leistung vor, die sie von und mit ihm erreichen wollen. Mal ist das Instrument eine Posaune, mal sind es die Stimmbänder und mal ist es der gesamte Körper. Es fängt damit an, dass das Herz-Kreislauf-System sanft auf Touren gebracht wird. Auch der Geist kann sich auf die bevorstehende Tätigkeit einstellen, die Konzentration wird

Warm-up muss sein!

Es ist unbedingt ratsam, die Muskulatur auf Betriebstemperatur zu bringen, ehe diese dem Krafttraining ausgesetzt wird. Und zwar aus mehreren Gründen. Einer lautet, dass Muskeln und Bänder im warmen Zustand elastischer sind als im kalten. Das Verletzungsrisiko sinkt.

vom Tagesgeschäft auf die präzise Ausführung der Übungen gelenkt. Nicht zuletzt werden warme Muskeln besser durchblutet und so besser mit Sauerstoff und Nährstoffen versorgt.
So geht's: Seilspringen, auf dem Trampolin hüpfen, laufen oder per Rad zum Training, das sind gute Möglichkeiten. Vor dem Krafttraining sollten noch spezielle Übungen hinzukommen. Machen Sie je eine für jede große Muskelgruppe, das Ganze aber nur mit halber Intensität. Beispiel: Statt 40 Kilo stemmen Sie nur 20.
Dehnen sollten Sie vor Ihrem Pensum übrigens nicht bzw. nur ganz wenig, da das gerade bei Schnellkraftbewegungen kontraproduktiv ist.

Langsam ausklingen lassen

Genau wie Sie Ihren Körper auf die Leistung einstimmen, sollten Sie ihn auch wieder zur Ruhe bringen. Jetzt ist der Zeitpunkt für sanftes Dehnen aller beanspruchten Muskeln. Das wirkt Verkürzungen und Verhärtungen entgegen. Die Muskeln werden locker, die Gefahr, sich zu verletzen, nimmt ab. Darüber hinaus kann man noch ein paar Minuten in moderatem Tempo traben oder eine Runde schwimmen. Oder man schaltet passiv einen Gang zurück, indem man in die Sauna geht. Nach der Dusche sollte eine Kleinigkeit gegessen werden. Ideal ist etwa Joghurt oder Quark mit Obst oder auch ein Vollkornbrot mit Banane oder Tomatenscheiben. Auch Trinken ist angesagt, denn Sie haben während des Trainings sicher Flüssigkeit verloren. Bitte keine zuckrigen Limonaden, sondern lieber ein stilles Mineralwasser. Wenn Sie auf Geschmack nicht verzichten möchten, greifen Sie zum isotonen alkoholfreien Bier oder zu einer Saftschorle mit hohem Wasseranteil. Genug ungestörter Schlaf ist immer wichtig, nach dem Training umso mehr. Im Schlaf repariert der Körper kleinste Verletzungen, die wir als Muskelkater zu spüren bekommen, er baut Gewebe auf und speichert gelernte Bewegungsabläufe ab. Schlummerstündchen gehören daher zum Cool-down dazu.

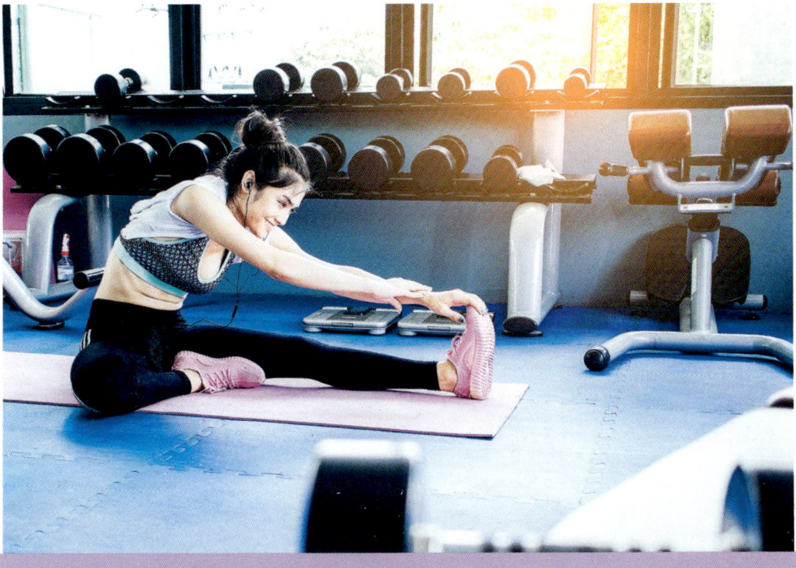

Ausrüstung für das Krafttraining

Im Grunde hätten die folgenden Seiten leer bleiben können. Das heißt, zwei Wörter hätten hier lediglich stehen müssen. Die Antwort auf die Frage, welche Ausrüstung Sie für ein effizientes Krafttraining benötigen, lautet nämlich: Ihren Körper!

Das reicht, mehr brauchen Sie nicht. Schon gar nicht zum Anfang. Denn gerade für Einsteiger ist es absolut ausreichend, mit ihrem eigenen Körpergewicht zu trainieren. Für einige Übungen sind Gewichte hilfreich. Statt einer Hantel kann man eine mit Wasser gefüllte Plastikflasche verwenden, und Sie werden feststellen, dass Bücher nicht nur zum Lesen taugen. Je weiter Sie mit Ihrem Kraftaufbau sind, desto mehr steigen Ihre Ansprüche. Dann ist es vielleicht doch nicht so schlecht, einige Anschaffungen zu machen.

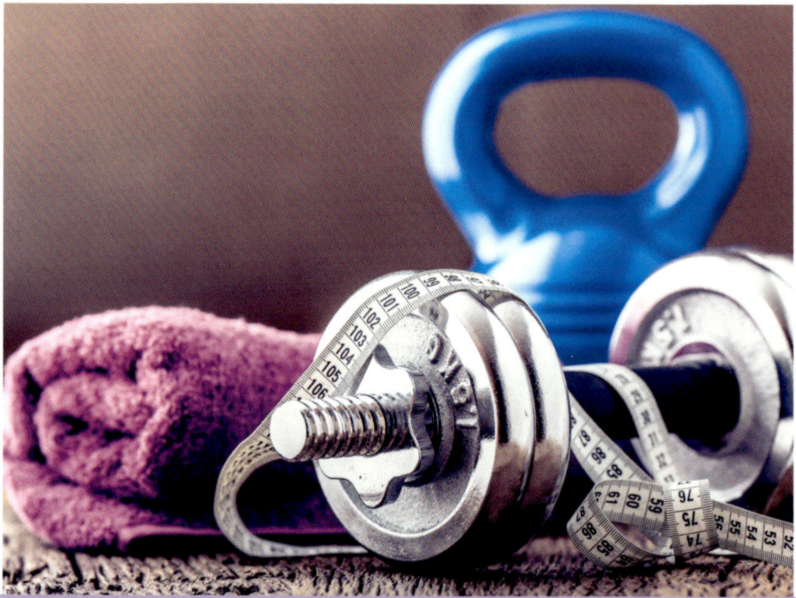

Die wenigsten haben ein Zimmer frei, das sie sich mit schicken professionellen Fitnessgeräten einrichten können. Ist auch gar nicht nötig. Einige günstige und gut zu verstauende Hilfsmittel tun es nämlich ebenfalls.

Gymnastikmatte: Einige Übungen werden Sie in die Knie zwingen, besser gesagt: auf die Knie. Ob Liegestütz oder Crunches, einige Abläufe werden am Boden ausgeführt. Gegen Druckschmerz auf zu hartem Untergrund hilft eine Fitnessmatte. Sie sollte einen oder anderthalb Zentimeter dick sein. Falls Sie mal zu Hause und mal im Sportverein trainieren, kaufen Sie eine mit Tragegurt oder -netz.

Hanteln/Kugelhantel: Im Gegensatz zu Geräten, die Ihre Bewegungen führen, schult der Umgang mit freien Gewichten, wie etwa Hanteln, zusätzlich die Koordination. Die kleinen Muskeln rund um den trainierten Muskel müssen kräftig mitarbeiten.
Die Auswahl in diesem Bereich ist riesig. Es gibt mit Gummi oder Neopren umhüllte Hanteln mit meist eher geringem Gewicht von vielleicht 0,25 bis 2,5 Kilo. Natürlich sind sie handlicher, eignen sich aber nur für ein allgemeines Fitnesstraining. Die bereits erwähnte gefüllte Plastikflasche ist zwar nicht so handlich, dient aber dem gleichen Zweck. Für alle, die sich immer weiter steigern wollen, ist ein Kurzhantel-Set zu empfehlen, das durch verschiedene Gewichte immer wieder dem Trainingsstand angepasst werden kann. Das gilt auch für eine Langhantel, die einige Sportler den Kurzhanteln vorziehen. Die Langhantel wird immer mit

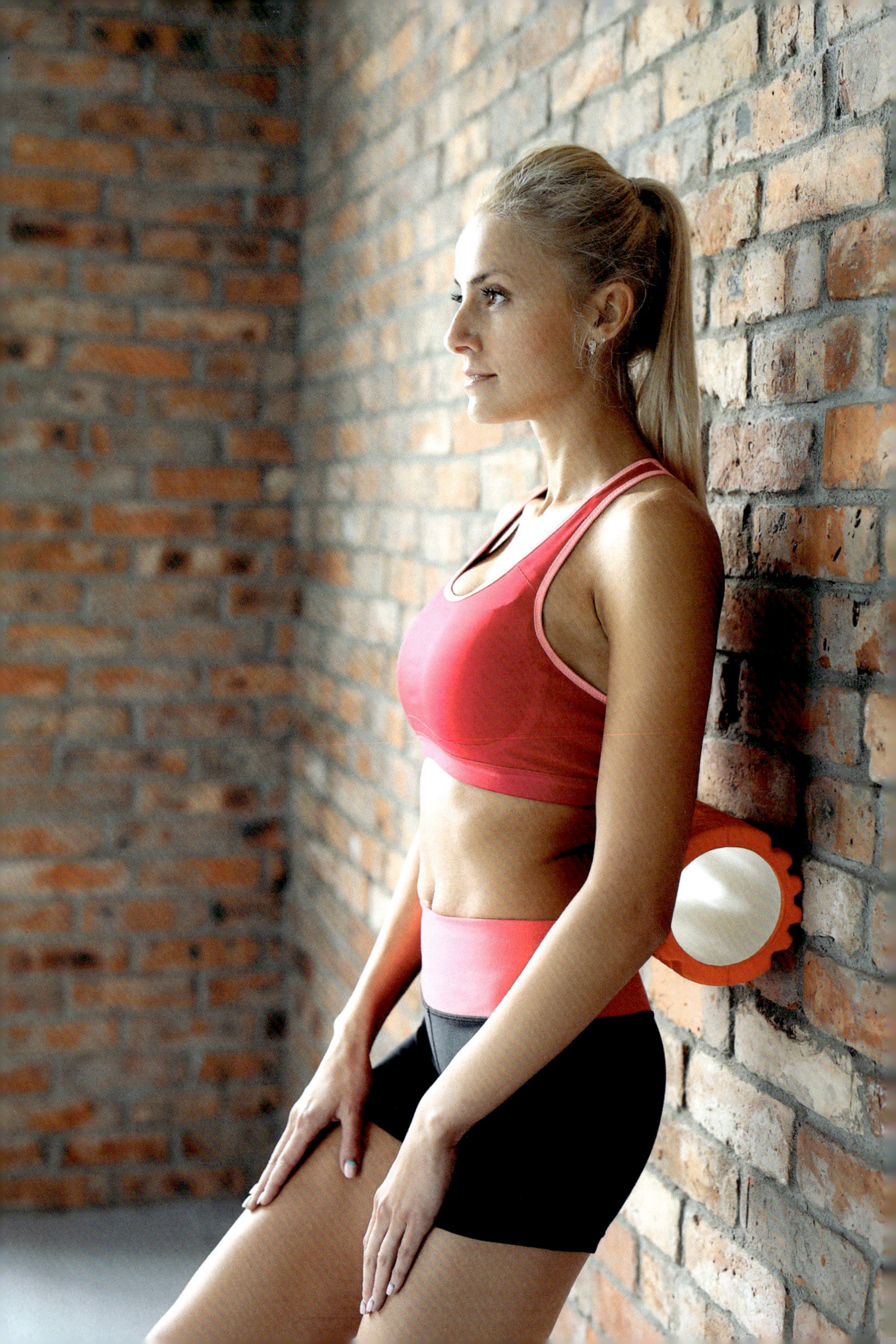

beiden Armen bewegt, kann entsprechend ein höheres Gewicht haben, und ist leichter präzise zu führen. Sie kann für Fortgeschrittene eine interessante Ergänzung sein. Egal ob kurz oder lang, achten Sie immer darauf, dass die Stange griffig und rutschsicher ist.
Kugelhanteln werden auch Kettlebells genannt und erinnern tatsächlich ein wenig an Kuhglocken. Kugel und Griff sind aus einem Stück gefertigt. Diese Hantelform eignet sich besonders für Übungen, die mit schnellem Handwechsel zu tun haben, oder in denen das Gewicht schwingen soll.

Faszienrolle: Das Training des Bindegewebes ist empfehlenswert, und eine spezielle Rolle ist dabei nützlich. Seit das Faszientraining in aller Munde ist, bietet quasi jeder Hersteller hierfür etwas an. Sie werden alle Farben und Größen finden. Während die klassische Faszienrolle eine glatte Oberfläche hat, sind jetzt Modelle mit Noppen, Rillen, Wellen oder auch Kombinationen daraus erhältlich, die aufgrund ihrer Struktur einen zusätzlichen Massageeffekt bie-

Härtegrad der Faszienrolle

Achtung: Es gibt weiche, mittelharte und harte Modelle. Eine weiche Rolle passt zu Ihnen, wenn Sie mit der Faszienbehandlung anfangen oder grundsätzlich sehr schmerzempfindlich sind. Die mittelharte Variante mag am Anfang gewöhnungsbedürftig sein, dafür kommt man damit lange zurecht. Zur harten Rolle sollten nur sehr fitte und geübte Sportler greifen.

ten. Auch die Formen zeigen Vielfalt. Die Rolle hat die Form eines dicken kurzen Rohrs, dann gibt es noch Kugeln bzw. Bälle, die für den punktuellen Einsatz gedacht sind. Und es gibt Rollen mit einer schmalen Einbuchtung am Ende sowie Versionen, die aufgrund der Einbuchtung in der Mitte wie zwei aneinandergeschweißte Kugeln aussiehen. Die beiden letzten Modelle sind jeweils für bestimmte Körperregionen konstruiert, nämlich im ersten Fall Wade und Fußsohle, im zweiten für den Rücken. Durch die Aussparungen wird beispielsweise die Wirbelsäule geschont, während die Bereiche daneben angesprochen werden. Mit einer Rolle von 15 Zentimetern Durchmesser sind Sie gut bedient. Die Länge sollte zwischen 30 und 45 Zentimetern liegen. Personen mit breitem Körperbau greifen am besten zu einem möglichst langen Exemplar, um zum Beispiel den Rücken bearbeiten zu können.

Das Material ist meist ein spezieller Kunststoff oder Schaum. Achten Sie darauf, dass er zwar leicht, aber trotz-

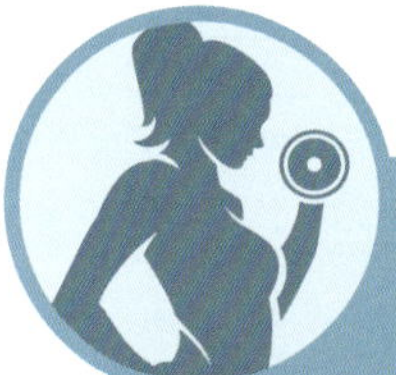

Geprüfte Qualität

Qualitätssiegel vom TÜV sind ein gutes Entscheidungskriterium. Geprüft werden unter anderem die Haltbarkeit, Funktion, Handhabung, Verarbeitung sowie mechanische und gegebenenfalls auch elektrische Sicherheit. Das GS-Zeichen etwa steht für geprüfte Sicherheit, das Q-Zeichen steht für Funktionalität, das GM-Zeichen sagt Ihnen, dass Sie es mit einem geprüften Medizinprodukt zu tun haben. Das gilt natürlich nicht nur für die Hantelbank, sondern für viele Fitnessgeräte.

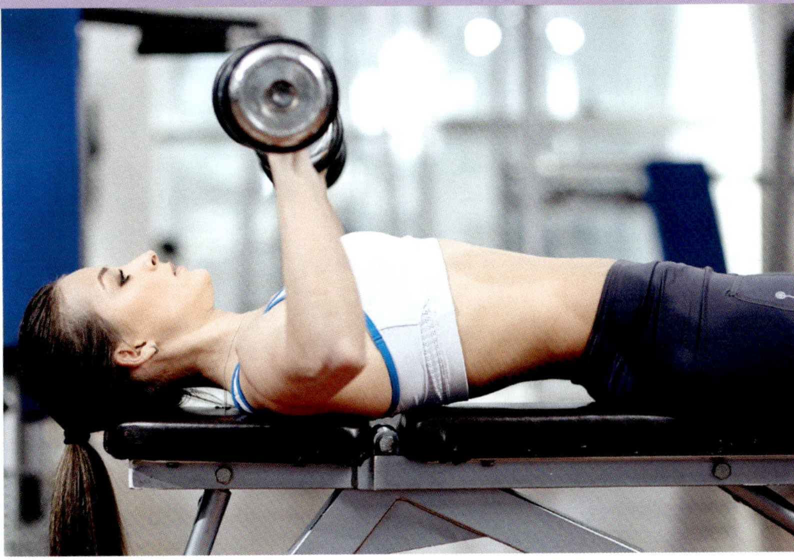

dem robust ist, zum Beispiel einen harten Kern hat. Zudem sollte die Rolle nicht mit Chemikalien belastet sein, was Ihnen Ihre Nase manchmal schon verraten kann. Wichtig ist auch, dass die Oberfläche zu reinigen ist, am besten mit Desinfektionsmitteln, vor allem falls Sie die Rolle nicht alleine benutzen.

Hantelbank: Ihnen macht das Krafttraining richtig viel Spaß, Sie können kaum genug davon bekommen? Dann können Sie über die Anschaffung einer Hantelbank nachdenken. Die Flachbank ist ein schlichtes Modell mit gepolsterter Auflage. Ist eine Vorrichtung daran montiert, in der sich eine Langhantelstange ablegen lässt, spricht man von einer Drückerbank. Dann gibt es noch die Schrägbank, bei der Sitzfläche und Rückenlehne verstellbar sind. Im Zusammenspiel mit Kurzhanteln sind darauf unzählige Bauch-, Rücken- und Brustübungen möglich.

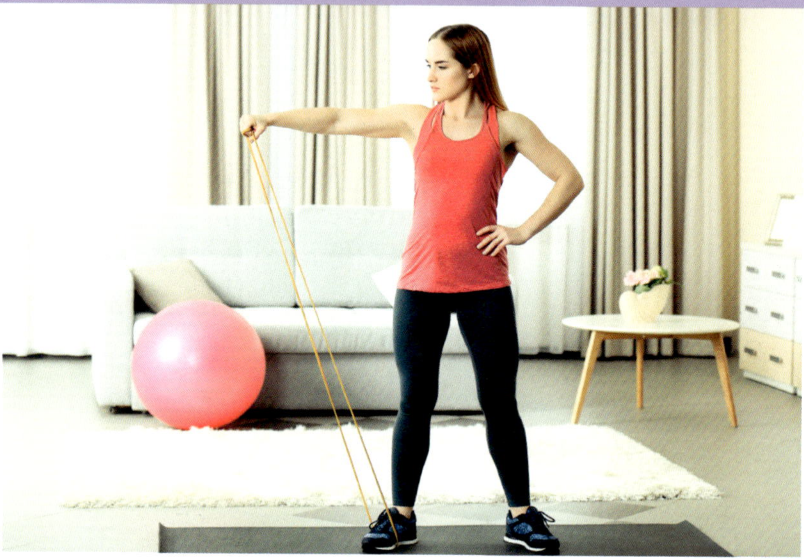

Werfen Sie vor dem Kauf immer einen kritischen Blick auf das Material und die Verarbeitung. Die Füße sollten aus Gummi und unbedingt rutschsicher sein. Der Rahmen ist am besten massiv aus Stahl.

Klimmzugstange: Der Klimmzug ist ein Klassiker im Training mit dem eigenen Körpergewicht. Er kräftigt nicht nur die Arme, sondern im Grunde alle Oberkörpermuskeln, wie den breiten Rückenmuskel. Nicht verzweifeln, wenn Sie am Anfang nur einen einzigen schaffen, die saubere Ausführung ist wichtiger, und die Steigerung kommt bei regelmäßigem Üben von allein. Zum Üben brauchen Sie eine Stange, bzw. Griffe, die von der Decke ragen. Es gibt Modelle für die Wand-, die Deckenmontage oder für beide Möglichkeiten. Außerdem spielt die Art der Klimmzüge eine Rolle, die Sie bevorzugen. Sie können von oben auf eine waagerechte Stange greifen oder von unten, so dass Ihre Finger zu Ihnen

zeigen. Es gibt aber auch die Variante, dass die Hände ganz eng nebeneinander sind und die Handflächen zueinander zeigen. Am besten wählen Sie ein Modell, das unterschiedliche Griffweiten und -arten erlaubt.
Achtung: Die Stange sollte ruhig 100 Kilo mehr aushalten, als Sie auf die Waage bringen! Klären Sie vor der Montage, ob Wand oder Decke überhaupt für die Belastung geeignet ist. Es gibt auch Stangen zur Montage im Türrahmen. Für große Sportler ist das keine Lösung. Wenn Sie nicht zum Star in einer Pannenshow werden wollen, müssen Sie hier natürlich auch auf eine zuverlässige Anbringung achten.

Kraftstation: Sofern Platz, das nötige Kleingeld und ein bereits länger anhaltendes regelmäßiges Krafttraining zusammenkommen, können Sie den Kauf einer Kraftstation überlegen. Sie bekommen ein ganzes Fitnessstudio in einem Gerät. Entscheidend ist hier selbstverständlich die Qualität von Materialien und Verarbeitung. Aber auch die Bandbreite der Übungen, der Gewichte und der Verstellmöglichkeiten darf nicht vergessen werden. Legen Sie Wert darauf, dass das Gerät ein hohes Körpergewicht aushält und mit wenigen und leichten Handgriffen zu verstellen ist.

Fitnessband: Tube, Deuserband, Theraband – viele Namen, ein Prinzip. Mit elastischen Bändern unterschiedlicher Stärke haben Sie im Grunde das kleinste und dazu noch ebenso transportable wie günstigste Sportstudio zu Hause. Die Trainingshilfen kommen aus dem Bereich der Physiotherapie und ermöglichen ganz gezieltes Bearbeiten einzelner Muskeln. Nicht nur, dass die Bänder selbst in unterschiedlichen Stärken erhältlich sind, Sie können zusätzlich variieren, indem Sie kürzer greifen, oder das Band lang lassen. Die Bänder sind in allen Preisklassen, mit oder ohne Griff zu haben. Oft ist gleich ein Übungsheft dabei. Sonst gilt wie immer: Einmal einen Kurs machen, dann lässt es sich sehr gut allein zu Hause trainieren.

Die richtige Kleidung

Viele Frauen haben Spaß an Mode. Erfreulicherweise sind schlabberige Jogginghosen längst schicken Sport-Outfits gewichen. Trotzdem, die Optik steht bei Ihrer Ausrüstung an zweiter Stelle, ganz oben auf der Liste steht die Funktion. Und das ist weit mehr als nur ein gutes Tragegefühl.

Schuhe

Für Ihr Krafttraining brauchen Sie Schuhe! Einzige Ausnahme: Wenn Sie ausschließlich zu Hause und ohne jedes Hilfsmittel trainieren. Sobald Sie nach der Hantel greifen, sind nackte Füße nicht angesagt. Zugegeben, wer sich eine fünf Kilo schwere Kettlebell auf die Zehen knallen lässt, dürfte das auch in einem Sportschuh deutlich merken, doch die Verletzung ist nicht ganz so dramatisch wie auf nackter Haut. Da Krafttraining in aller Regel im geschlossenen Raum stattfindet, ist eine rutschfeste Sohle wichtig. Darüber hinaus kommt es auf Bequemlichkeit und perfekten

Sitz an. Der Schuh muss Halt und trotzdem genug Platz bieten, der große Zeh sollte weder vorne noch oben anstoßen.

Hose, Shirt & Co.

Legen Sie auf Atmungsaktivität und Luftdurchlässigkeit Wert. Sonst ist nicht viel zu beachten. Außer dass es sich lohnt, hochwertige Produkte zu kaufen, die auch nach vielen Wäschen noch in Form sind. Und: Sehr weite Hosenbeine und Ärmel sind beim Gerätetraining eher hinderlich, da Sie leicht hängen bleiben können.

Handschuhe

Viele benutzen beim Hanteltraining Trainingshandschuhe und schwören darauf, andere bemängeln das fehlende Griffgefühl und trainieren lieber ohne. Ob Sie mit oder ohne

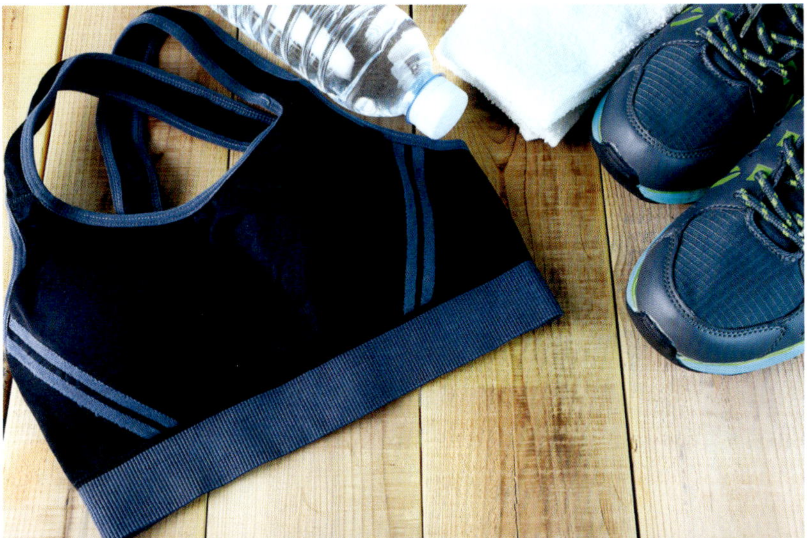

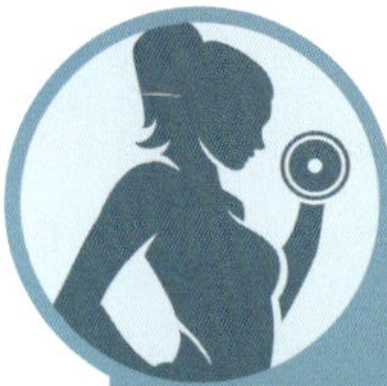

Der passende Sport-BH

So ermitteln Sie die richtige Größe: Neben der Körbchengröße messen Sie am besten den Brustumfang an der ausladendsten Stelle Ihrer Brust und dazu noch den Umfang unterhalb der Brust. Mit diesen Daten bekommen Sie in einem Fachgeschäft die passenden Modelle.

Handschuhe trainieren, ist ganz Ihnen überlassen. Vorteile sind auf jeden Fall eine bessere Griffstärke und der Schutz der Handgelenke.

Sport-BH

Wenn man der Werbung glaubt, laufen sehr viele Frauen täglich mit schlecht sitzenden BHs herum. Beim Sport kann das richtig nerven. Wie lautete der Werbespruch einer Tennisspielerin? Nur der Ball soll hüpfen. So ist es. Gerade Damen mit großen schweren Brüsten können sich beim Training sehr gestört fühlen, wenn der BH seinen Job nicht erledigt.

Auch wenn es noch so verführerisch bequem ist, sich sein Outfit im Internet zu bestellen, viel besser ist es, verschiedene Modelle anzuprobieren, ehe Sie sich entscheiden. Bedenken Sie, dass in der Aufwärmphase Laufen auf der Stelle oder Hampelmänner auf dem Programm stehen können. Die Brust verfügt selbst nicht über Muskeln, die sie halten können. Dafür wird bei ständigem Auf und Ab das Gewebe gedehnt. Im Extremfall soll dies sogar eine Hängebrust fördern. Sport-BHs werden in verschiedenen Stärken angeboten, von schwachem Halt für Disziplinen wie Yoga bis zu sehr starkem Halt etwa für Ballsport. Für Krafttraining empfiehlt sich ein mittelstarker Halt. Die Nähte dürfen nicht kratzen, Träger und Unterbrustgurt nicht einschneiden. Ein Bügel ist fehl am Platz, da er je nach Bewegung drücken oder gar stechen kann. Schließlich sollte auch dieses Kleidungsstück atmungsaktiv sein.

Welcher Körpertyp sind Sie?

Wenn es auch einen deutlich größeren Unterschied macht, ob jemand regelmäßig und mit gut dosierten Steigerungen trainiert oder nur ab und zu und dann auch noch mal zu viel

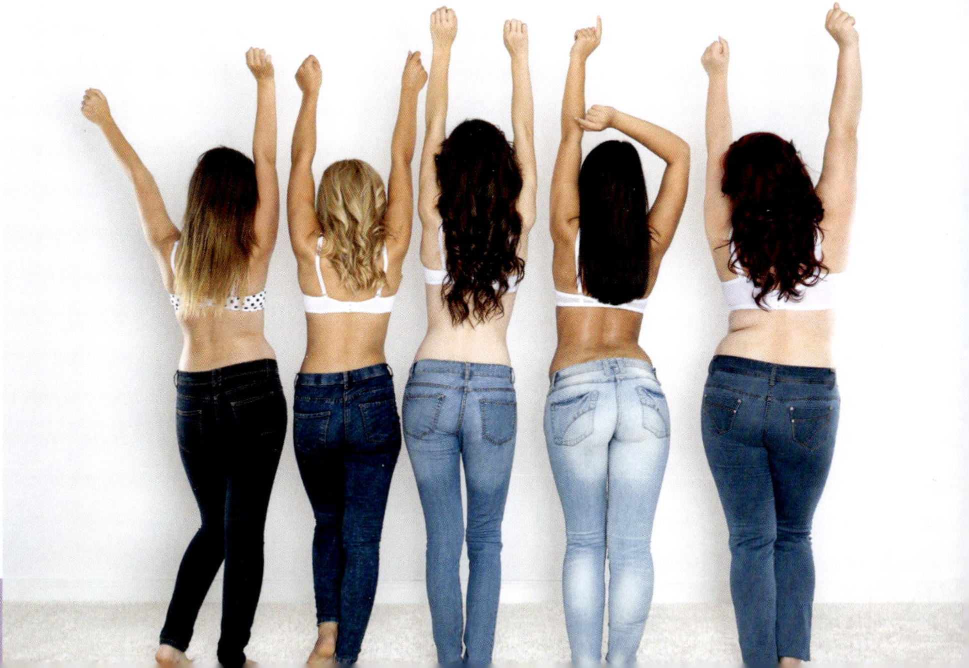

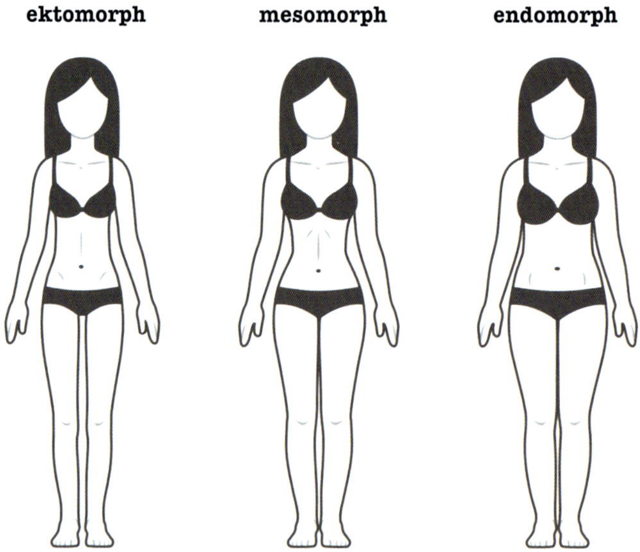

und mal zu locker, so spielen doch auch die Gene eine Rolle. Sie haben Einfluss darauf, ob Sie leicht Muskeln aufbauen oder es damit schwer haben, ob sie schnell Fett verbrennen oder es lange auf den Hüften behalten. Aber Achtung: Es gibt viele Mischtypen, die Einteilung kann wirklich nur als grobe Richtlinie verstanden werden.

Der endomorphe Typ

Dieser Körpertyp ist weitverbreitet. Er ist eher rundlich stämmig, die Schultern sind etwa so breit wie die Hüften. Er ist meist klein bis mittelgroß, hat weiche Haut und tendenziell dünne Haare. Krafttraining bringt bei ihm schnell Erfolge, die allerdings oft nicht gut erkannt werden, weil die Muskulatur von Fettgewebe und Wassereinlagerungen überdeckt wird. Denn auch Wasser legt der endomorphe Typ schnell an. Finden Sie sich in dieser Beschreibung wieder, sind Sie mit Kraft- und etwas Ausdauertraining gut beraten. Drosseln Sie Ihre Kalorienzufuhr, Süßes und sehr Fettes sollte Gemüse, Eiweiß und Vollkorn weichen.

Der ektomorphe Typ

Menschen dieser Kategorie sind häufig groß, schlank bis dünn und schlaksig. Nicht selten haben sie eine schlechte Haltung mit hängenden Schultern, die obendrein schmal sind. Die Haare sind eher dünn und nicht besonders dicht. Alles an diesem Typ wirkt irgendwie zerbrechlich. Übergewicht ist nicht das Problem, dafür dauert es aber auch, ehe sich Muskeln zeigen. Sollten Sie sich in diese Gruppe einordnen, ist Ihnen regelmäßiges gehaltvolles Essen von hoher Nährstoffdichte zu empfehlen. Zehrender Ausdauersport, wie Langstreckenläufe, ist eher nicht gut geeignet. Lieber intensive und kurze Krafteinheiten dreimal pro Woche.

Der mesomorphe Typ

Dieser Körpertyp ist muskulös und athletisch. Die Hüften sind schmal, Brust und Schultern dagegen stattlich. Der Fettanteil ist eher gering. Dieser Typ hat meist eine aufrechte Haltung und gute Präsenz, das üppige Haar ist dick, die Haut fest. Trifft diese Beschreibung auf Sie zu, dann herzlichen Glückwunsch! Sie werden schnell Ihre Kraftaufbau-Ziele erreichen. Zwei Einheiten pro Woche, dazu eine überwiegend gesunde Ernährung, mehr dürfte nicht nötig sein.

Test: Wie sieht es mit Ihrer Fitness aus?

Sie sind hochmotiviert und perfekt ausgerüstet und wollen endlich anfangen. Sehr gut! Was passt zu Ihnen, ein Einstiegspensum oder doch eher ein Programm für Fortgeschrittene? Folgende Tests liefern Ihnen eine Orientierung.

Nur weil man früher mal eine glänzende Kondition hatte, bedeutet das nicht, dass davon noch etwas übrig ist. Ähnliche Fehleinschätzungen hängen oft mit der Trainingsintensität zusammen. Jeden Tag mit dem Hund zu gehen, ist sicher nicht schlecht, aber auch nicht automatisch besonders sportlich. Diese einfachen Tests verraten Ihnen mehr:

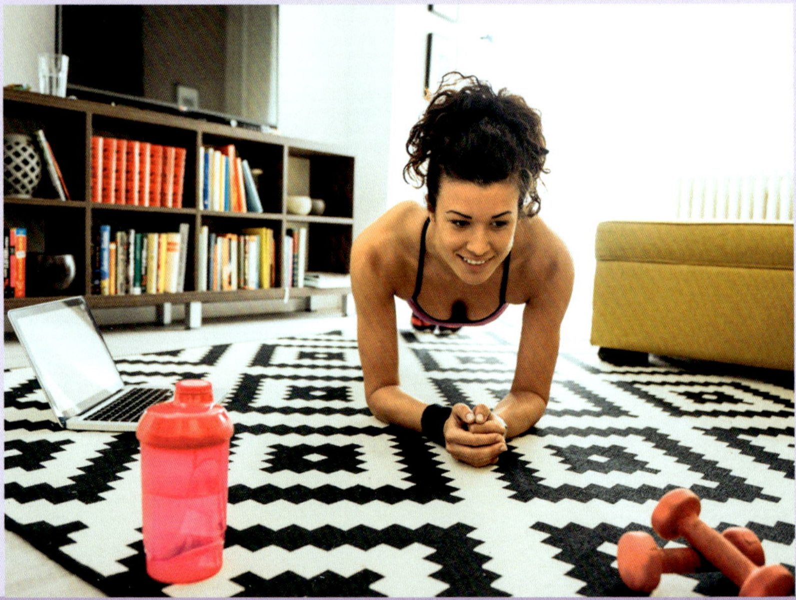

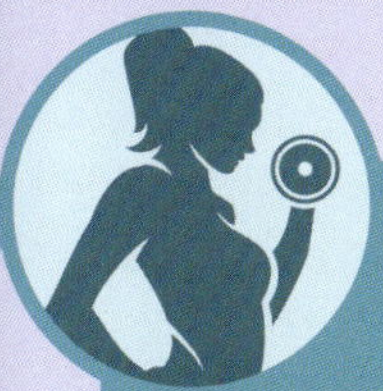

Ermitteln des Ruhepulses

Der Ruhepuls (Finger der rechten Hand auf das linke Handgelenk legen, 15 Sekunden lang zählen, dann mit vier multiplizieren) sollte zwischen 60 und 80 liegen. Ihren Maximalpuls ermitteln Sie, indem Sie Ihr Alter von 226 abziehen. Bei einer Frau von 40 Jahren ergibt sich also ein Maximalpuls von 186. Wenn Sie den während Ihres Minutenlaufs schon erreicht haben, sollten Sie unbedingt Kondition aufbauen.

Messen Sie Ihren Maximalpuls

Laufen Sie eine Minute auf der Stelle. Steigern Sie Ihr Tempo dabei, so sehr Sie können. Alternativ können Sie auch eine Minute Hampelmänner machen. Messen Sie davor und danach Ihren Puls.

Ruhepuls .... Schläge/Minute
1 Minute Laufen .... Schläge/Minute
1 Minute Hampelmann .... Schläge/Minute

Maximalpuls:
226 – ______ (Alter) = ... Schläge/Minute

Haben Sie nach einer Minute auf der Stelle laufen bzw. Hampelmänner Ihren Maximalpuls erreicht oder sogar übertroffen?

☐ ja ☐ nein

Wie sieht es mit Ihrer Alltags-Fitness aus?
Im Alltag gibt es immer wieder Situationen, bei denen wir mit unserer körperlichen Leistungsfähigkeit konfrontiert werden. Wenn Sie z. B.einen 50-Meter-Sprint hinlegen müssen, um Ihre Bahn noch zu bekommen,

☐... verzichten Sie von vornherein?
☐... schaffen Sie das, sind aber komplett außer Atem?
☐... rennen Sie, steigen in die Bahn und fertig?

Kraft-Test: Crunch
Legen Sie sich auf den Rücken, die Füße sind aufgestellt, die Hände liegen hinter dem Kopf, die Ellenbogen weit von den Ohren weggestreckt. Heben Sie nun Kopf und Schultern vom Boden ab, der Rest der Wirbelsäule behält Bodenkontakt. Beachten Sie dabei, dass nur die Bauchmuskeln die Arbeit erledigen sollen. Die Nackenmuskeln sind bei diesem Test enstpannt! Wie lange können Sie das aushalten?

☐ 10 Sekunden
☐ bis 30 Sekunden
☐ über 30 Sekunden

Kraft-Test: Wandsitzen

Stellen Sie sich mit dem Rücken an eine glatte Wand und lassen sich daran so weit herunterrutschen, dass Ihre Knie einen 90-Grad-Winkel bilden. Wie lange können Sie das aushalten?

- ☐ 10 Sekunden
- ☐ bis 30 Sekunden
- ☐ über 30 Sekunden

Mobilitäts-Test

Beugen Sie Ihren Oberkörper mit nahezu durchgestreckten Knien nach vorn und versuchen, mit den Fingerspitzen den Boden zu berühren. Wie weit kommen Sie?

- ☐ bis zu den Knien
- ☐ bis zu den Schienbeinen
- ☐ bis zu den Fußspitzen

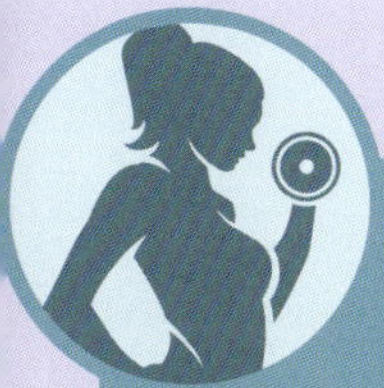

Trainieren mit Erkältung

Während des Trainings ist Ihr Immunsystem gefordert. Darum sollten Sie mit einer Erkältung aussetzen oder nur moderates Walken den knalligen Kraftübungen vorziehen.

Beweglichkeits-Test

Legen Sie eine Hand auf Ihren Rücken und greifen Sie mit der anderen an Ihrem Kopf vorbei nach hinten unten. Berühren sich Ihre Fingerspitzen?

☐ ja ☐ nein

Auflösung: Es gibt bei diesem Test keine Punkte und keine strenge Bewertung. Er soll Ihnen lediglich vor Augen führen, wie es mit Ausdauer, Ihrer Mobilität im Alltag, mit der Kraft in einzelnen Muskelgruppen und der Beweglichkeit aussieht.

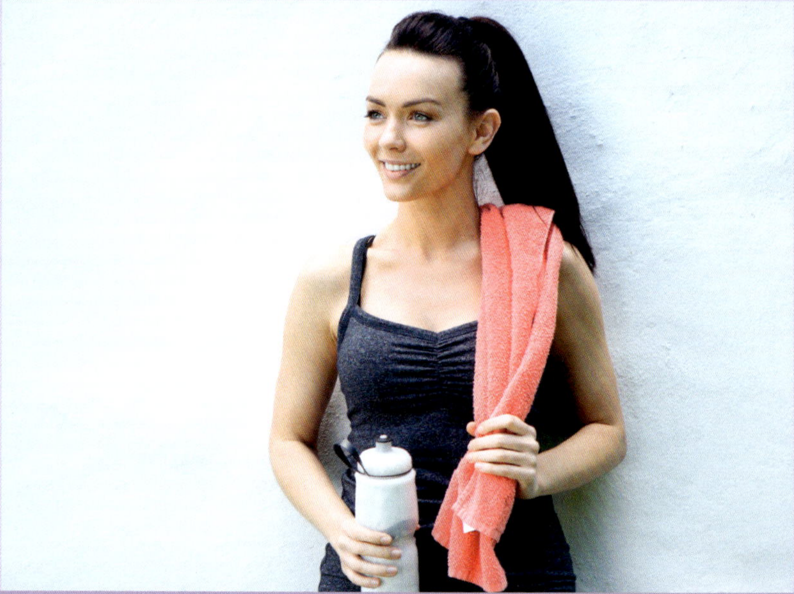

- Treiben Sie derzeit nicht regelmäßig Sport?
- Versuchen Sie erst gar nicht, Ihre Bahn zu kriegen?
- Schaffen Sie die beiden Kraftübungen höchstens zehn Sekunden lang?
- Landen Ihre Fingerspitzen beim Mobilitäts-Test bei Ihren Knien?
- Bleiben Ihre Fingerspitzen beim Beweglichkeits-Test auf dem Rücken weit voneinander entfernt?

Dann trainiern Sie eben mit einem Anfängerpensum!

- Treiben Sie mehrmals wöchentlich Sport?
- Nutzen Sie jede Gelegenheit, um sich im Alltag zu bewegen, wie z. B. Treppensteigen?
- Lächeln Sie über einen kleinen Sprint zur Bahn nur müde?
- Tippen Sie beim Mobilitäts-Test entspannt mit den Fingern auf den Boden?
- Treffen Sich Ihre Fingerspitzen locker auf dem Rücken beim Beweglichkeits-Test?
- Und brechen Sie die Kraftübungen erst ab, wenn Ihnen langweilig wird?

Herzlichen Glückwunsch! Dann wählen Sie natürlich ein Fortgeschrittenenpensum!

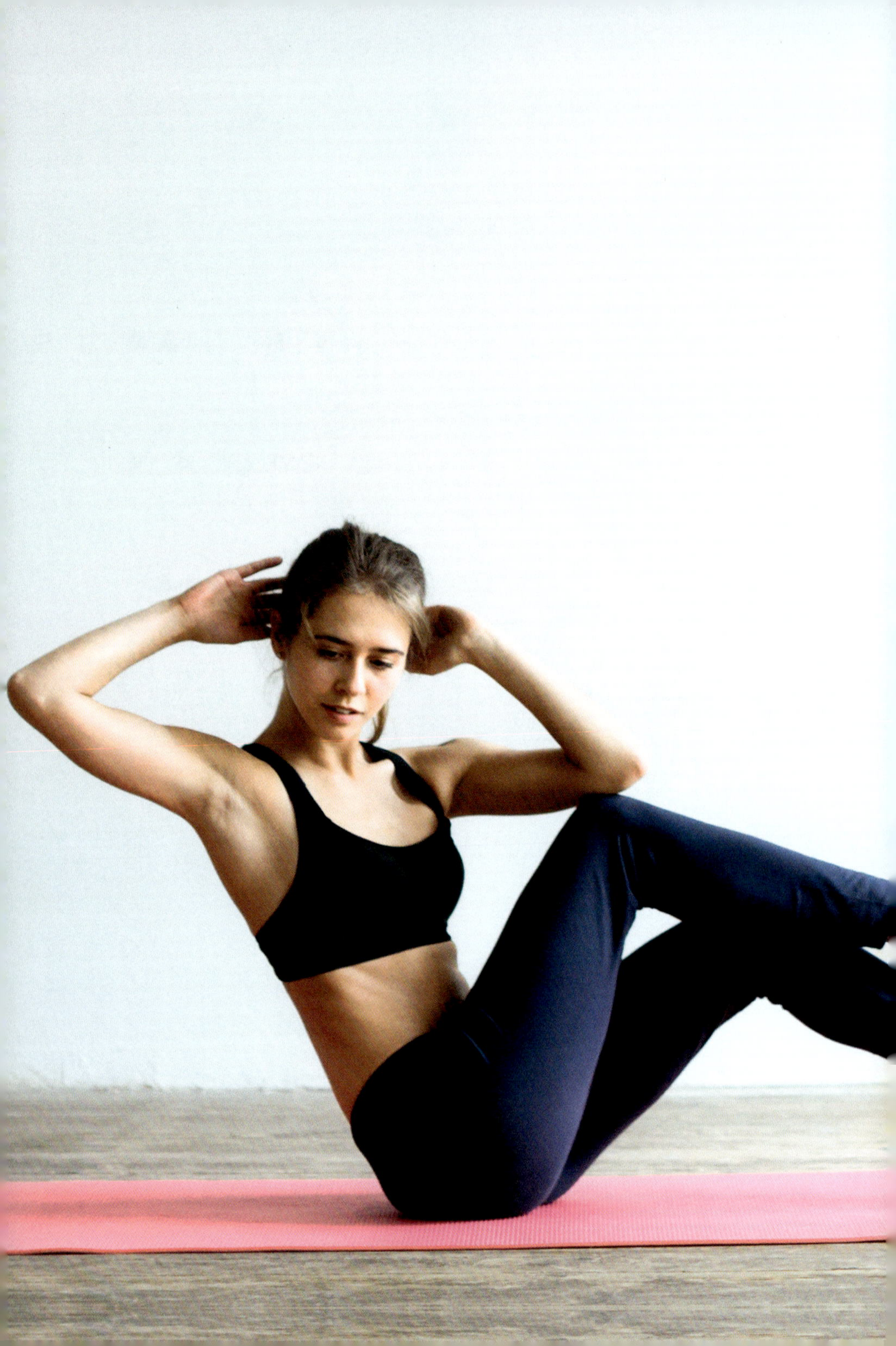

Übungsteil

Jetzt kann's losgehen! In diesem Kapitel finden Sie jede Menge Übungen, die Ihren Muskeln so richtig einheizen. Neben Aufwärmübungen, die auch die Ausdauer verbessern, finden Sie viele Kraftübungen, die die verschiedensten Muskelgruppen beanspruchen und trainieren. Damit Sie gleich zu Hause mit dem Training loslegen können, finden Sie hier viele Übungen aus dem Bodyweight- und HIIT-Bereich, die kaum zusätzliche Ausrüstungsgegenstände erfordern. Um die Intensität des Trainings zu steigern, können Sie sich zusätzlich noch Kurzhanteln und Gewichtsmanschetten zulegen.

Vergessen Sie nicht den Cool-down am Ende Ihres Trainings! Wer sein Work-out gerne an einem Trainingsplan orientiert, findet Pläne für Anfängerinnen und Fortgeschrittene auf den nächsten Seiten.

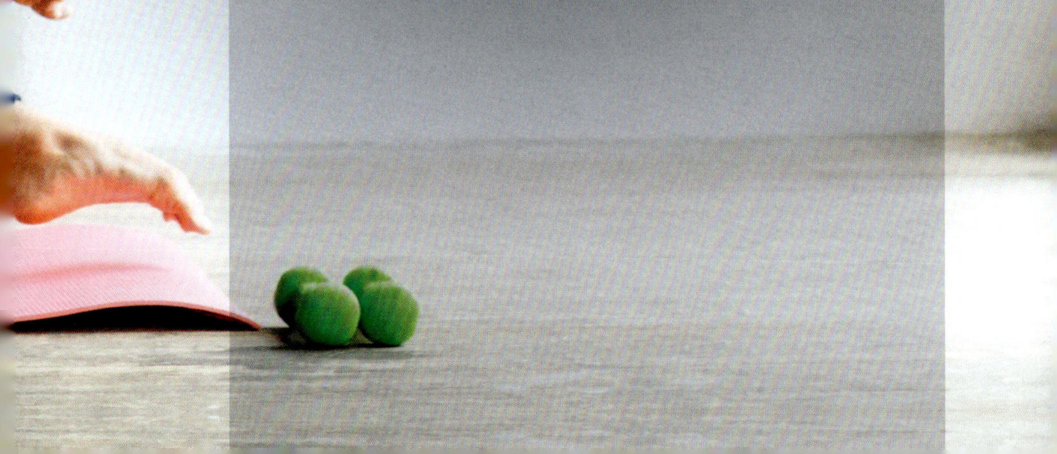

Trainingsplan von Anfängerin bis Fortgeschrittene

Der beste Trainingsplan ist natürlich der, der ganz individuell für Sie erarbeitet wurde. Damit Sie auch ohne Trainer gleich loslegen können, finden Sie hier einen Plan, den Sie nach einigen Wochen immer wieder steigern können. Oder Sie setzen gleich bei maximaler Wiederholungszahl und höchster Belastung ein, wenn Sie bereits auf einem hohen Leistungslevel sind.

Ist es Ihnen zeitlich einfach nicht möglich ist, jeden Tag an Ihrem Kraftzuwachs zu arbeiten? Kein Problem! Ein tägliches Ganzkörpertraining wäre ohnehin kontraproduktiv, da Ihre Muskulatur eine Regenerationsphase benötigt. Die kann zwischen 24 und 48 Stunden dauern. Bringen Sie am besten zwei Trainingstage pro Woche unter. Sämtliche Übungen finden Sie im nächsten Kapitel.

Untersuchungen haben gezeigt, dass ein Plan hilfreich ist, dieser aber nicht starr sein sollte. Suchen Sie sich die beiden Übungen pro Gruppe also ganz nach Ihrem Geschmack aus und wechseln Sie diese von Zeit zu Zeit.

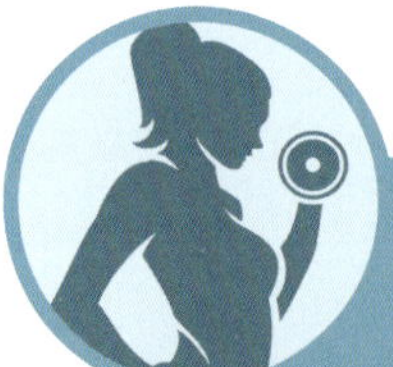

Auf den Puls achten

Sollten Sie eine Pulsuhr verwenden, achten Sie darauf, nicht über 70 % Ihres Maximalpulses zu kommen. Orientierung ohne Messgerät: Zählen Sie laut Ihre Wiederholungen mit. Sie dürfen auch gerne singen oder sich selbst motivieren. Wenn die Luft fehlt, einen Gang zurückschalten.

Training für Anfängerinnen

Warm-up

Los geht es mit dem kompletten Warm-up. Beginnen Sie mit 30 Sekunden bzw. 5 Wiederholungen pro Übung. Dazwischen dürfen Sie 15 Sekunden verschnaufen.

Kraftübungen

Es folgen je zwei Kraftübungen pro Kategorie:

- 2 Übungen aus Brust, Arme und Schultern
  jede Übung 5-mal ausführen
  10 Sekunden Pause
  jede Übung noch mal 5-mal ausführen
  30 Sekunden Pause
- 2 Übungen aus Bauch und Rücken
  jede Übung 5-mal ausführen
  10 Sekunden Pause
  jede Übung noch mal 5-mal ausführen
  30 Sekunden Pause
- 2 Übungen aus Beine und Gesäß
  jede Übung 5-mal ausführen
  10 Sekunden Pause
  jede Übung noch mal 5-mal ausführen
  30 Sekunden Pause

Cool-down

Das Cool-down bitte komplett erledigen, am besten erst rund eine Stunde nach den Kraftübungen!

Training für Fortgeschrittene

Warm-up

Steigern Sie das Warm-up in 15-Sekunden-Schritten und je einer Wiederholung mehr auf die angegebene Dauer bzw. genannte Wiederholungszahl. Dabei dürfen Sie als Fortgeschrittene auf 80 bis höchstens 85 % von Ihrem Maximalpuls kommen.

Kraftübungen

Zunächst steigern Sie jede Übung allmählich auf acht Wiederholungen pro Satz. Mehr als zwei Sätze à acht Wiederholungen sollen es nicht werden.

- 2 Übungen aus Brust, Arme und Schultern
  jede Übung 6–8-mal ausführen
  10 Sekunden Pause
  jede Übung noch mal 6–8-mal ausführen
  30 Sekunden Pause
- 2 Übungen aus Bauch und Rücken
  jede Übung 6–8-mal ausführen
  10 Sekunden Pause
  jede Übung noch mal 6–8-mal ausführen
  30 Sekunden Pause
- 2 Übungen aus Beine und Gesäß
  jede Übung 6–8-mal ausführen
  10 Sekunden Pause
  jede Übung noch mal 6–8-mal ausführen
  30 Sekunden Pause

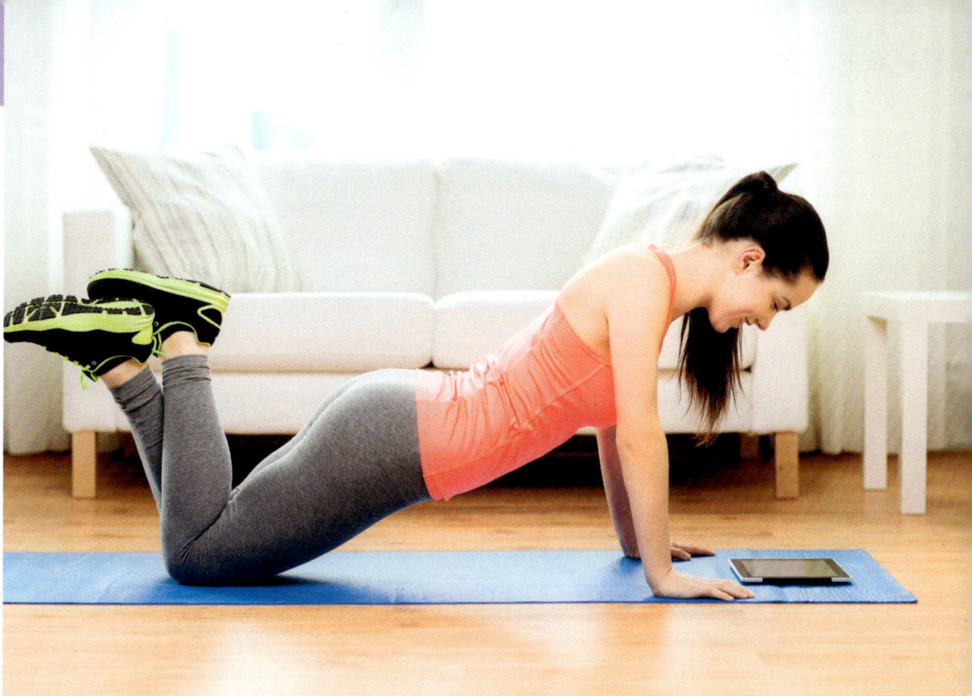

Kraftübungen Steigerung

Können Sie die Kraftübungen mit acht Wiederholungen problemlos absolvieren, nehmen Sie zur Steigerung danach eine weitere Übung pro Muskelgruppe hinzu. Insgesamt sind es dann also:

- 3 Übungen aus Brust, Arme und Schultern
- 3 Übungen aus Bauch und Rücken
- 3 Übungen aus Beine und Gesäß

Die richtig Fitten erhöhen schließlich die Belastung, indem sie schwerere Hanteln bzw. Gewichtsmanschetten für Arme und Beine verwenden.

Cool-down

Das Cool-down bitte komplett erledigen, am besten erst rund eine Stunde nach den Kraftübungen!

Alle Übungen im Überblick

Warm-up

Übungen für Brust, Arme und Schultern

Übungen für Bauch und Rücken

Übungen für Beine und Gesäß

Cool-down und Dehnübungen

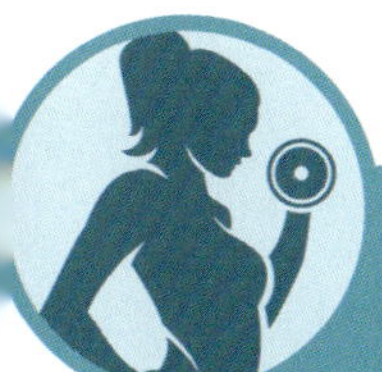

Zu welcher Tageszeit trainieren?

Richten Sie sich am besten nach Ihrem Alltag und Ihrem Biorhythmus. Wenn Sie gleich morgens Krafttraining machen wollen, dann ist das Aufwärmen besonders wichtig, da der Körper noch keine Betriebstemperatur erreicht hat. Abends bitte daran denken, dass wenigstens ein kleiner Snack noch eingeplant werden muss. Ein voller Bauch eignet sich nicht für den Sport, eine kleine Kohlenhydrat-Mahlzeit sollte es rund eine Stunde vor Beginn aber geben.

Warm-up

Sie haben sich in Ihre Trainingsklamotten geschmissen, die Schuhe sitzen, der Platz ist frei geräumt? Wunderbar, dann steht Ihrer ersten Sporteinheit jetzt nichts mehr im Wege. Der erste Abschnitt widmet sich der Aufwärmphase. Sie macht Ihre Muskeln bereit für die Belastung. Das Herz und der Kreislauf werden ordentlich in Schwung gebracht. Mit Musik geht vieles leichter, auch das Warm-up! Drehen Sie gern ein paar heiße Rhythmen auf, die Ihren Spaß an der Sache noch erhöhen. Die Übungsintensität ist gut gewählt, wenn Sie durchaus ins Schwitzen kommen, aber nicht Gefahr laufen zu kollabieren. Stellen Sie sich eine Flasche Wasser bereit, damit Sie zwischendurch einen Schluck nehmen können. Nicht durstig mit dem Training beginnen, vorher aber auch keinen kompletten Liter herunterkippen. Sie sollten außerdem ein Handtuch griffbereit haben, mit dem Sie den Schweiß abwischen können.

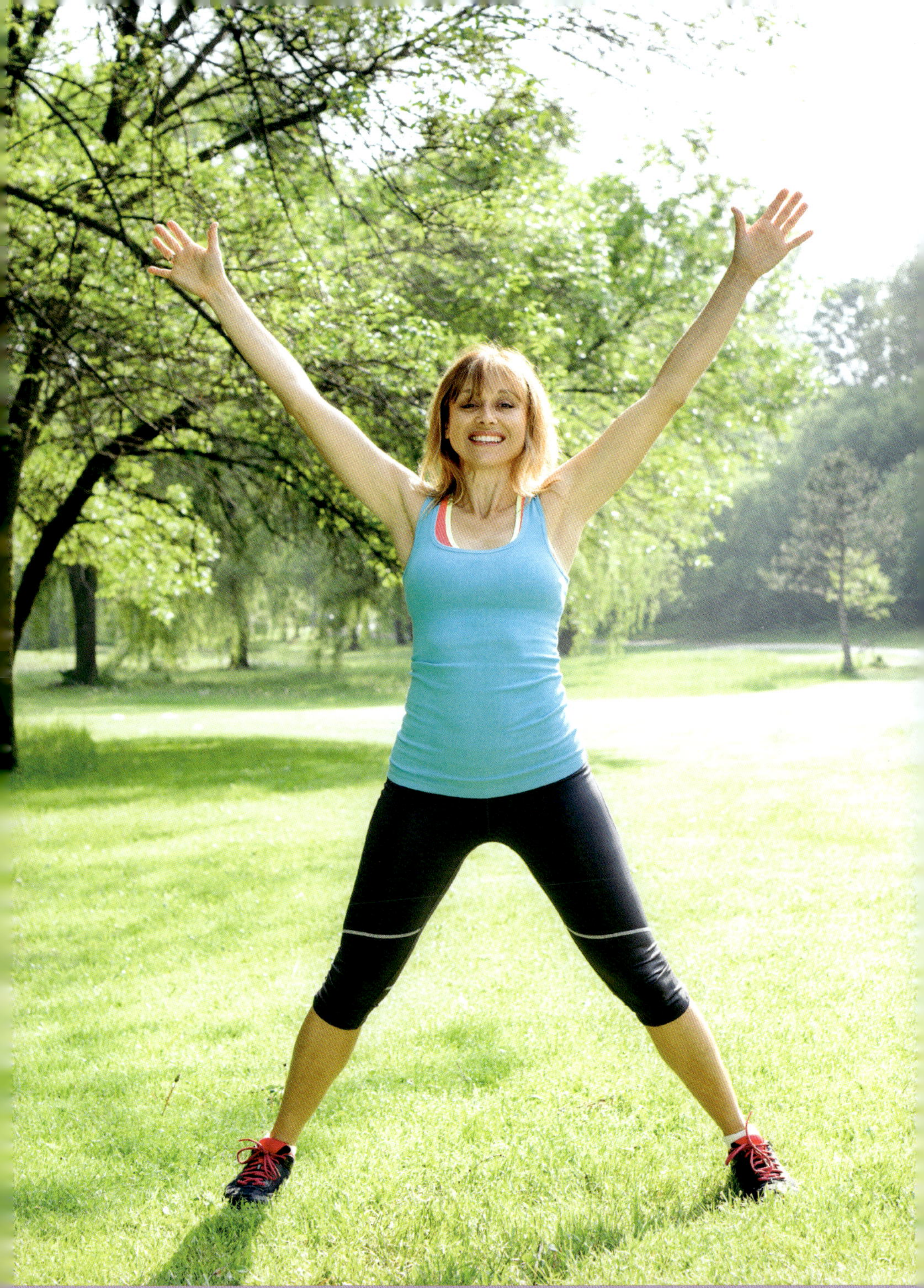

Auf der Stelle laufen

Das Laufen auf der Stelle ist eine der einfachsten und gleichzeitig effektivsten Methoden, um den gesamten Körper aufzuwärmen. Einen Extra-Trainingseffekt erreichen Sie durch die beiden Varianten mit angezogenen Knien und hochgeschleuderten Fersen.

Muskelgruppen: alle, besonders Beine und Po
Hilfsmittel: Trainierte können Gewichtsmanschetten verwenden
Anfängerin: 30 Sekunden
Fortgeschrittene: 3 Minuten

Ausführung

1. Stellen Sie sich aufrecht hin, die Füße sind etwa hüftbreit voneinander entfernt, die Knie sind ganz leicht gebeugt. Überprüfen Sie Ihre Haltung, der Oberkörper ist aufrecht ohne Hohlkreuz, die Schultern drücken leicht nach hinten, die Brust kommt raus.

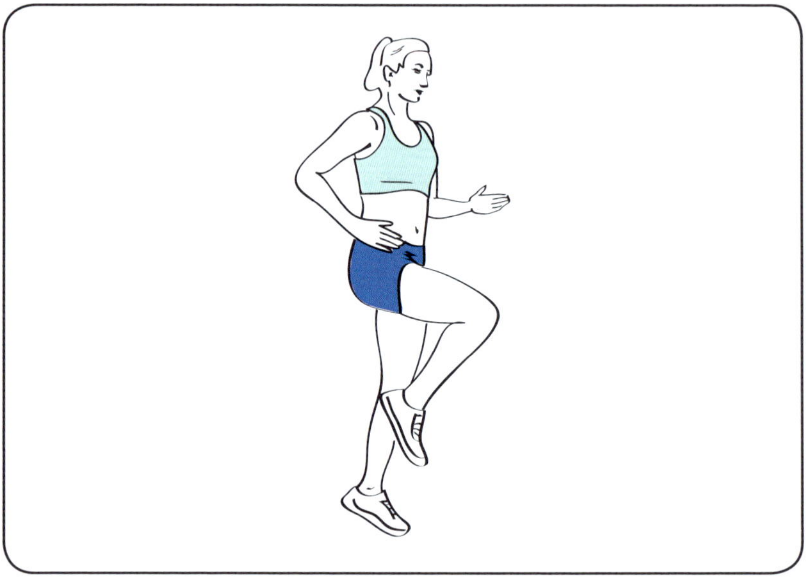

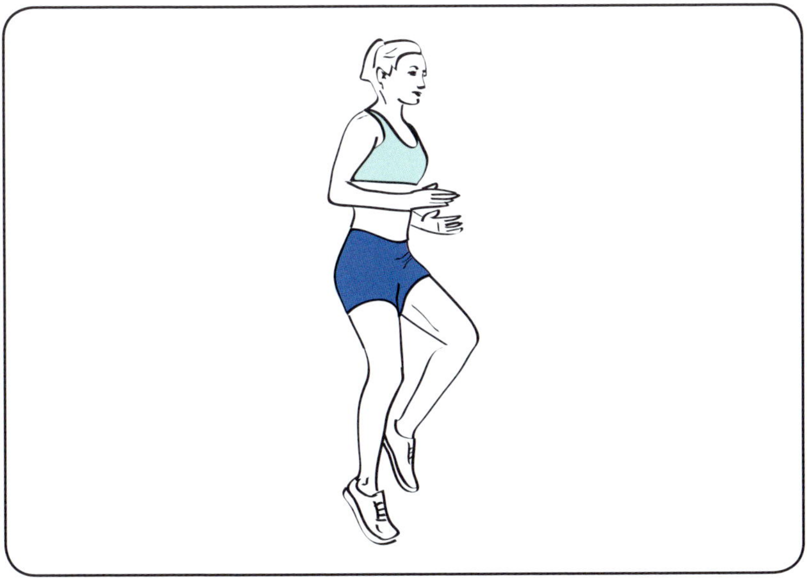

2. Winkeln Sie die Arme locker an und beginnen Sie, auf der Stelle zu laufen. Achten Sie darauf, dass Sie jeweils mit dem Vorderfuß, also Ballen und Zehen, aufsetzen und zur Ferse abrollen. Die Arme schwingen locker gegengleich mit. Das heißt, die linke Hand ist vorn, wenn Ihr Gewicht auf dem rechten Bein liegt und umgekehrt.

Varianten:

- High Knees: Ziehen Sie während des Laufens das Knie jeweils in Richtung Brust. Achten Sie dabei auf einen weiterhin geraden Oberkörper!
- Butt Kicks: Versuchen Sie, im Lauf mit der Ferse Ihr Gesäß zu treffen. Auch dabei sollte sich die Haltung nicht stark verändern, den Oberkörper also nicht weit nach vorne lehnen.
- Intervall: Steigern Sie Ihr Tempo, nachdem Sie locker losgelaufen sind, langsam bis zu einem Sprint. Kurz das Tempo halten, dann wieder entspannt joggen. Machen Sie ruhig mehrere Wechsel nacheinander.

Diagonale Rumpfbeuge

Diese Übung kann als Dehnübung ausgeführt werden. Beim Warm-up kommt es auf einen flüssigen dynamischen Bewegungsablauf an. Arbeiten Sie dennoch konzentriert, der Oberkörper soll nicht federn.

Muskelgruppen: Beinbizeps, Rückenstrecker, seitliche und gerade Bauchmuskeln
Hilfsmittel: keines, eventuell eine Gymnastikmatte
Anfängerin: 5 Wiederholungen
Fortgeschrittene: 10 Wiederholungen

Ausführung

1. Stellen Sie sich aufrecht hin, die Füße sind etwa hüftbreit voneinander entfernt, die Knie sind ganz leicht gebeugt.
2. Strecken Sie Ihre Arme waagerecht zur Seite. Die Schultern bleiben unten und werden nicht in Richtung der Ohren gezogen.

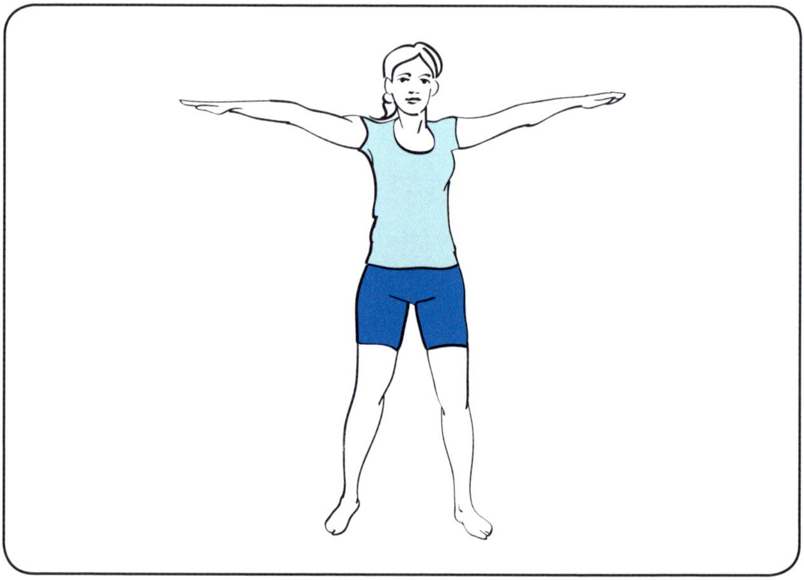

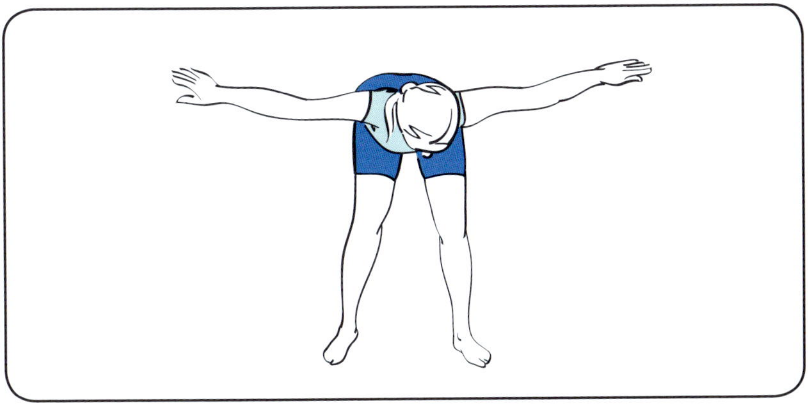

3. Beugen Sie den Oberkörper nun so weit vor, dass Ihr Rücken möglichst in die Waagerechte kommt. Man sollte ein Glas darauf abstellen können. Die Knie dürfen Sie dabei etwas mehr beugen.
4. Drehen Sie den Oberkörper jetzt, sodass die linke Hand zum rechten Fuß wandert, die rechte Hand ist nach oben gestreckt. Jetzt immer im Wechsel je eine Hand zum entgegengesetzten Fuß und die andere Hand nach oben bringen.

Tipp:
Versuchen Sie, in eine weich fließende Bewegung zu kommen, die vom Oberkörper geführt wird. Am Ende kurz beide Arme hängen lassen, den Rücken rund machen und anschließend Wirbel für Wirbel aufrollen bis in die aufrechte Position.

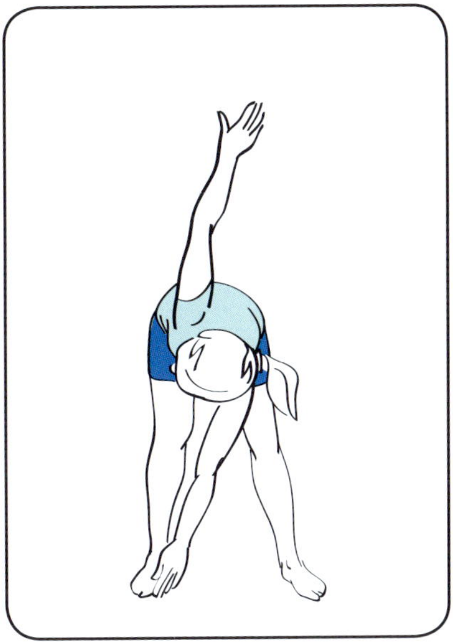

Jumping Jacks

Jumping Jacks bzw. Hampelmänner sorgen nicht nur für eine schnell wachsende Kondition, sie schulen auch sehr gut die Koordination und sind eine hervorragende Übung zur effektiven Fettverbrennung.

Muskelgruppen: Oberschenkel-, Schulter- und Wadenmuskeln
Hilfsmittel: Trainierte können Gewichtsmanschetten verwenden
Anfängerin: 30 Sekunden
Fortgeschrittene: 2 Minuten und mehr

Ausführung

1. Stellen Sie sich aufrecht hin, die Füße stehen parallel nebeneinander, die Knie sind ganz leicht gebeugt. Achten Sie auf einen aufrechten Oberkörper, die Arme hängen herab, die Hände liegen locker an den Oberschenkeln.

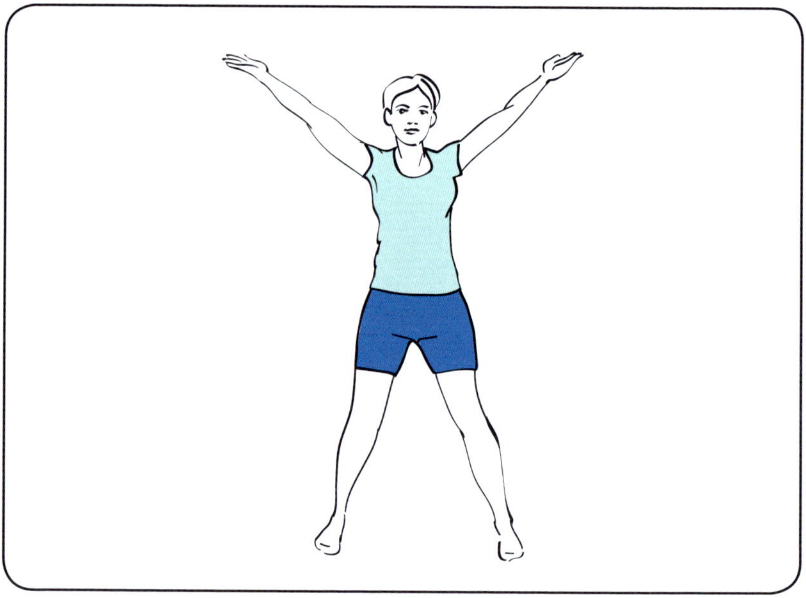

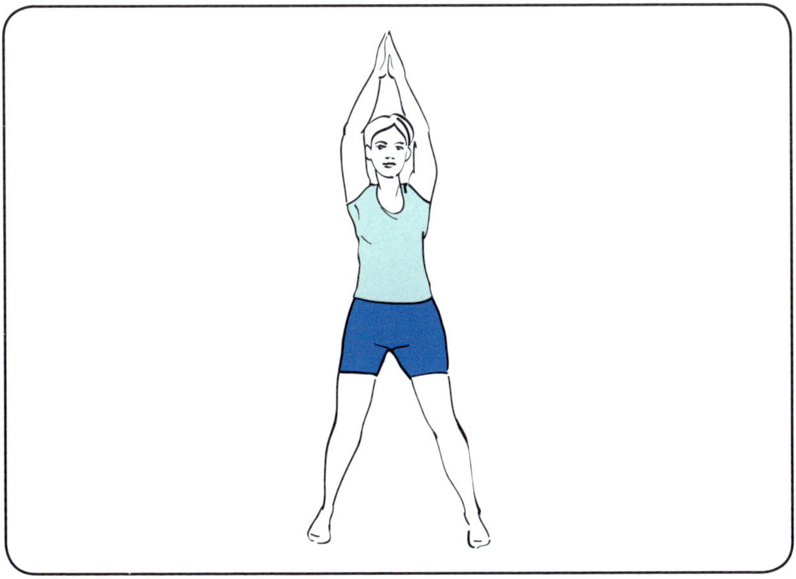

2. Springen Sie in die Grätsche. Die Füße sollten etwas weiter als schulterbreit geöffnet werden. Gleichzeitig führen Sie die Hände im weiten Außenkreis nach oben, die Handflächen zeigen über dem Kopf zueinander und dürfen sich auch berühren.
3. Springen Sie direkt nach der Landung wieder ab, und zwar zurück in die Ausgangsposition.

Varianten:

- Mit Gewichten an den Handgelenken und/oder um die Knöchel wird die Übung deutlich anspruchsvoller. Sie erhöhen die Belastung auch, indem Sie das Tempo steigern. Macht Spaß: Drehen Sie sich im Sprung um ihre eigene Achse!
- Für noch mehr Trainingseffekt springen Sie, so hoch Sie können. Nach der Landung gehen Sie in die Knie, um so ordentlich Schwung zu bekommen. Es gibt sogar die Variante, soweit in die Knie zu gehen, dass die Oberschenkel parallel zum Boden sind. Sie haben eine Haltung wie ein Skispringer auf dem Schanzentisch. Bitte nicht ausprobieren, falls Ihre Knie nicht völlig in Ordnung sind!

Bergsteiger

Die Übung ist ein perfektes Ganzkörpertraining, denn außer den genannten Muskeln werden zahlreiche weitere angesprochen. Je nach Tempo profitieren Kondition und Schnellkraft.

Muskelgruppen: Oberschenkelmuskeln, gerade Bauchmuskeln, Gesäßmuskeln
Hilfsmittel: Trainierte können Gewichtsmanschetten verwenden
Anfängerin: 30 Sekunden
Fortgeschrittene: 3 Minuten

Ausführung

1. Ausgangsposition wie beim Liegestütz. Das Gewicht verteilt sich auf Zehenspitzen und die Hände. Letztere sollten genau unter den Schultern sein. Passen Sie auf, dass Sie weder einen Buckel machen noch ins Hohlkreuz fallen.
2. Winkeln Sie nun ein Bein an und ziehen das Knie dabei in Richtung Brust.

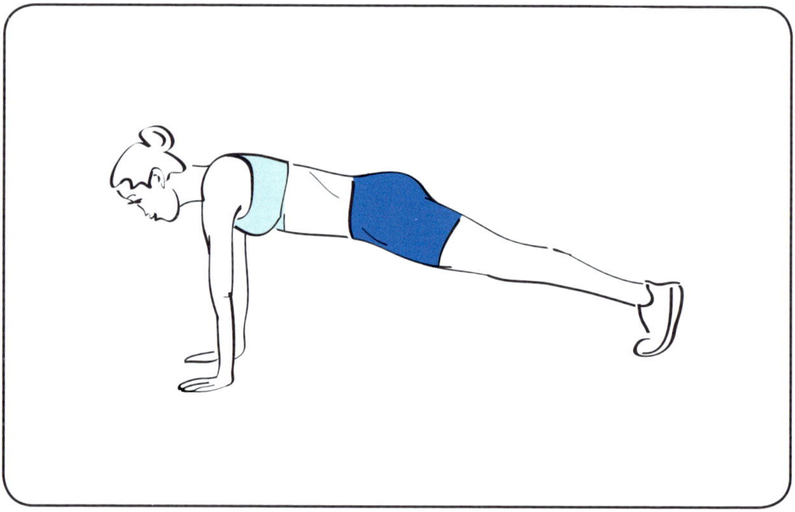

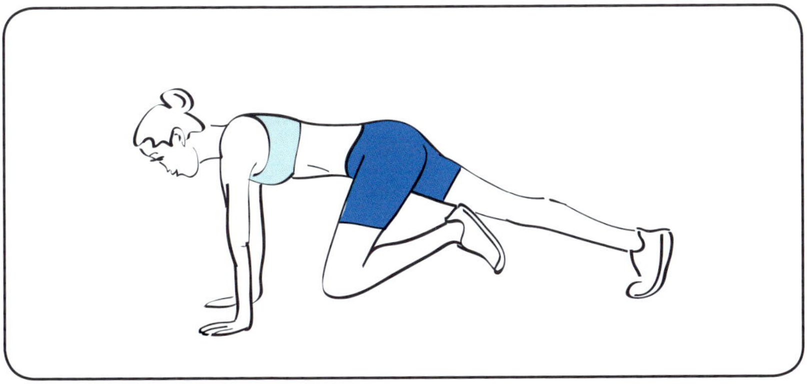

3. Für die Dauer von 30 Sekunden bis zu drei Minuten werden nun ständig die Beine gewechselt. Dies geschieht in einer hüpfend-fließenden Bewegung. Wichtig: Der Oberkörper bleibt statisch, nur die Beine arbeiten!

Varianten:

- Mit dieser Kraftübung können Sie gleichzeitig viel für Ihre Ausdauer tun, indem Sie das Tempo steigern.
- Rutschender Bergsteiger: Falls Ihnen ein glatter Untergrund, etwa Parkett, zur Verfügung steht, können Sie den Beinwechsel gleitend ausführen. Dicke Socken an den Füßen reichen aus. Sie ersparen sich das Hüpfen.

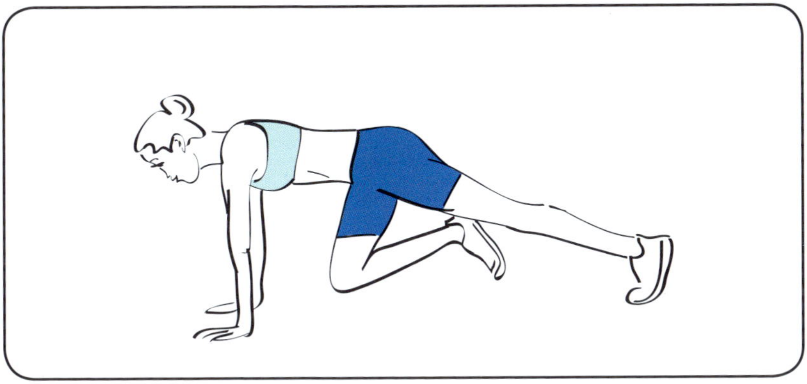

Burpee

Diese Power-Übung reicht den meisten im Grunde schon, um sich aufzuwärmen. Ganz nebenbei schult sie die Koordination und trainiert bereits diverse Muskeln, ehe das eigentliche Kraftprogramm überhaupt beginnt.

Muskelgruppen: Trizeps, Brust- und Oberschenkelmuskulatur
Hilfsmittel: keines
Anfängerin: 3–5 Wiederholungen
Fortgeschrittene: 10 Wiederholungen

Ausführung

1. Es beginnt mit der Liegestützposition. Dabei immer auf einen geraden Rücken achten.
2. Mit einem Sprung werden beiden Füße zu den Händen gezogen. Die Knie berühren die Brust.
3. Richten Sie sich auf, drücken Sie sich vom Boden ab und springen Sie mit beiden Füßen ab. Die Arme bringen Sie dabei nach oben, die

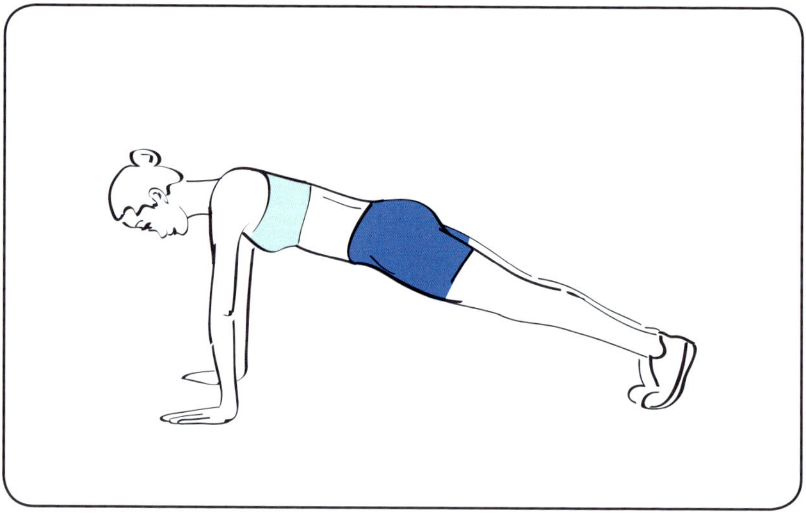

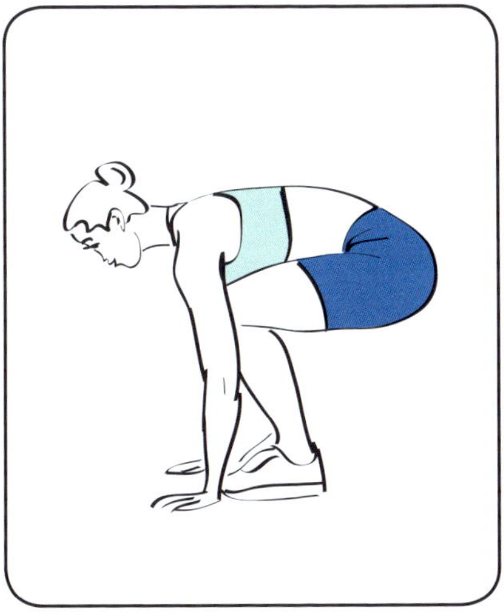

Fingerspitzen recken sich der Zimmerdecke bzw. dem Himmel entgegen.

4. Gehen Sie bei der Landung sofort leicht in die Knie.

5. Beugen Sie die Knie weiter, setzen Sie die Hände auf und bringen Sie mit einem kleinen Sprung die Beine wieder in die Liegestützposition.

Tipp:
Hier sind mehrere Übungen zu einem Ablauf kombiniert. Üben Sie erst langsam und konzentrieren Sie sich dabei auf die saubere Durchführung. Erst danach erhöhen Sie das Tempo. Achten Sie darauf, dass der Rücken im Liegestütz immer gerade ist, bleiben Sie beim Sprung weich in den Knien. Der Burpee wird ohne Pause hintereinander geturnt, sodass sich eine fließende Bewegungsabfolge ergibt.

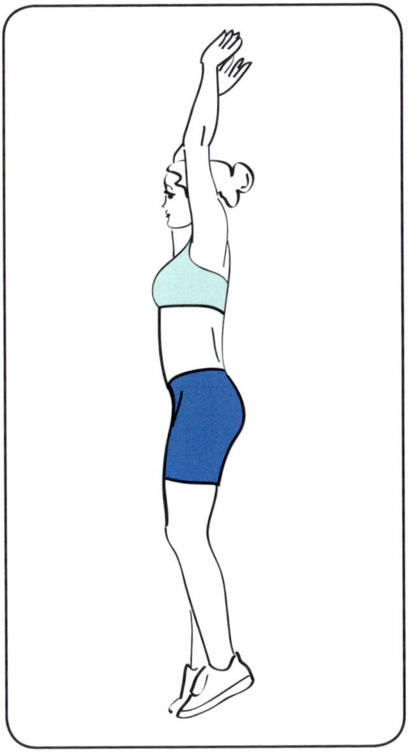

Schultern kreisen

Bei dieser Lektion kommen Sie nicht aus der Puste, trotzdem ist sie in der Aufwärmphase sinnvoll, denn sie kurbelt hervorragend die Durchblutung an.

Muskelgruppen: Nacken- und Schultermuskulatur, Brustmuskeln
Hilfsmittel: bei Bedarf ein Stuhl oder eine Gymnastikmatte
Anfängerin: 5–10 Wiederholungen
Fortgeschrittene: 10 Wiederholungen

Ausführung

1. Stellen Sie sich aufrecht hin, die Füße sind etwa hüftbreit voneinander entfernt, die Knie sind ganz leicht gebeugt. Überprüfen Sie Ihre Haltung, der Oberkörper ist aufrecht ohne Hohlkreuz, die Schultern sind entspannt, die Arme hängen locker an der Seite des Körpers herab.

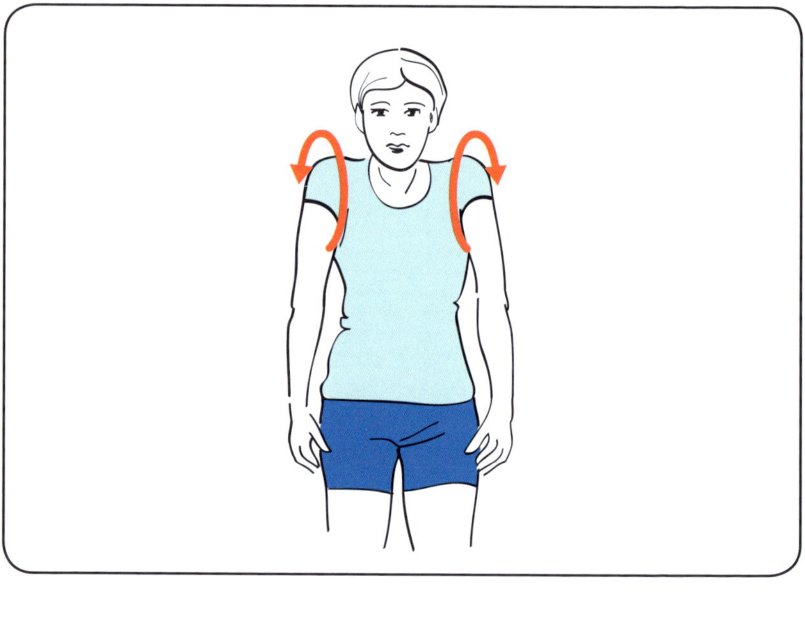

2. Ziehen Sie nun die Schultern nach oben in Richtung Ihrer Ohren und schieben sie dabei gleichzeitig nach vorn. An den Ohren vorbei nach hinten führen und dann wieder senken.
3. Atmen Sie beim Heben der Schultern ein, beim Senken atmen Sie langsam aus.
4. Nach der für Sie angenehmen Wiederholungszahl wechseln Sie die Richtung, führen die Schultern also erst nach hinten und oben, dann an den Ohren vorbei nach vorn, ehe Sie sie wieder sinken lassen.

Varianten:

- Das Schulterkreisen kann sowohl im Stehen als auch im Sitzen durchgeführt werden. Wenn Sie im Schneidersitz auf dem Boden üben möchten, sollten Sie eine weiche Unterlage wie etwa eine Gymnastikmatte verwenden. Lassen Sie die Hände dann locker neben dem Körper auf dem Boden liegen.
- Eine Variante geht so: Legen Sie die rechte Hand auf die rechte und die linke Hand auf die linke Schulter, die Ellenbogen werden auf Schulterhöhe nach außen gestreckt. Überprüfen Sie, dass Sie in dieser Haltung die Schultern nicht direkt hochziehen.
- Eine weitere Variante: Strecken Sie die Arme waagerecht zur Seite aus. Sie werden die ganze Zeit während des Kreisens auf einer Höhe gehalten.

Tipp:

Schulterkreisen ist eine einfache Übung, die im Grunde jeder in hoher Zahl schafft. Hören Sie auf Ihren Körper. Tut das Kreisen Ihnen gut? Dann dürfen auch Anfängerinnen das volle Pensum absolvieren. Lassen Sie sich nur nicht zu viel Zeit, denn es folgt ja noch eine wenig dynamische Lektion, und Sie sollen nicht wieder kalt werden.

Nacken dehnen

Ehe Sie mit den Kraftübungen beginnen, dehnen Sie den Nacken. Der ist bei den meisten Menschen aufgrund sitzender Tätigkeiten eine Schwachstelle und sollte besonders viel Aufmerksamkeit bekommen.

Muskelgruppen: Nackenmuskulatur
Hilfsmittel: bei Bedarf ein Stuhl oder eine Gymnastikmatte
Anfängerin: 2 Wiederholungen pro Seite
Fortgeschrittene: 2 Wiederholungen pro Seite reichen aus

Ausführung

1. Setzen Sie sich aufrecht auf einen Stuhl, der keine besonders hohe Lehne haben sollte. Die Schultern sind entspannt, die Arme hängen locker neben dem Körper herunter.

2. Legen Sie die rechte Hand über den Kopf, sodass die Fingerspitzen das linke Ohr berühren.

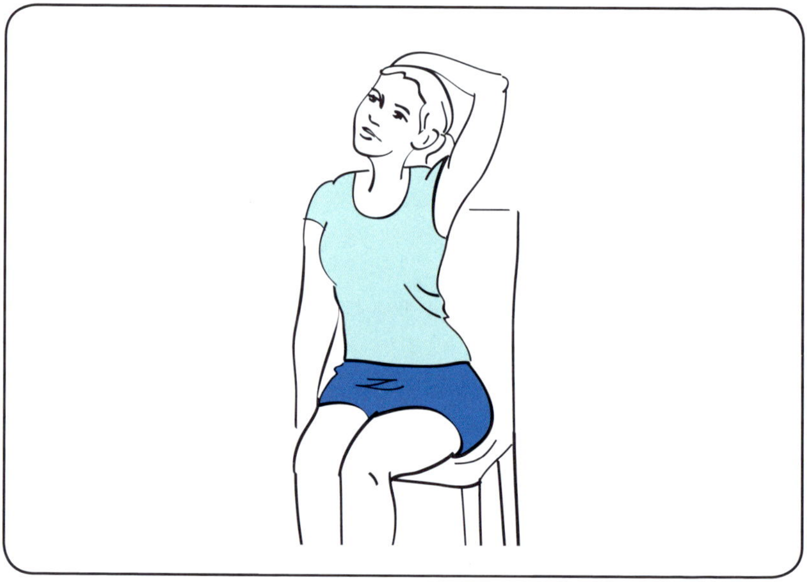

3. Neigen Sie nun den Kopf zur Seite, das rechte Ohr bewegt sich auf die rechte Schulter zu. Wichtig: Die Bewegung wird von der Hals- und Nackenmuskulatur geführt.
4. Wenn Sie eine Dehnung in der linken Seite spüren, drücken Sie mit der rechten Hand ganz sacht gegen das Ohr, um die Dehnung noch zu verstärken.
5. Einige Sekunden ruhig atmen, dann die Dehnung erst mit der rechten Hand lösen und anschließend den Kopf wieder in die gerade Ausgangsposition bringen. Anschließend das Ganze zur anderen Seite.
Kontrollieren Sie zwischendurch immer wieder, ob Ihr Oberkörper aufrecht ist. Der Blick ist immer nach vorn gerichtet, der Kopf dreht sich nicht!

Varianten:

- Selbstverständlich geht die Nackendehnung auch im Stehen.
- Vorwärts-Rückwärts-Variation: Legen Sie den rechten Unterarm an die Stirn und greifen mit der ganzen Hand Ihren Schädel. Ziehen Sie nun das Kinn langsam in Richtung Brust. Sobald Sie die Dehnung spüren können, stoppen Sie. Nun übernimmt die Hand, die den Kopf noch ein kleines Stückchen bewegt und so die Dehnung steigert. Nachdem der Kopf wieder in die Ausgangsposition gebracht wurde, darf er in den Nacken gelegt werden. Nur so weit gehen, wie es sich gut anfühlt, die Hand hilft nicht nach.

Tipp:

Schnelle Bewegungen sind hier fehl am Platz. Es geht auch nicht darum, möglichst weit zu kommen. Spüren Sie lieber ganz aufmerksam in sich hinein.
Bei Kopfschmerzen kann die Variante der Dehnung nach vorn Linderung bringen. Handelt es sich um Beschwerden, die von einer Verspannung kommen, verschwinden sie eventuell, nachdem der Nacken einmal richtig „frei“ gemacht wurde.

Übungen für Brust, Arme und Schultern

Nachdem Sie nun gut aufgewärmt und damit vorbereitet sind, können Sie die einzelnen Muskelgruppen kräftigen. Zuerst sind Brust, Arme und Schultern an der Reihe. Eine trainierte Brustmuskulatur sorgt dafür, dass die weibliche Brust gut zur Geltung kommt. Gerade im Zusammenspiel mit den Schultern lohnt sich konsequentes Üben. Wir sitzen heutzutage alle viel zu viel. Und die wenigsten achten dabei ausreichend auf ihre Haltung. Das hat zur Folge, dass die Schultern häufig nach vorne sinken, die Brust also einfällt. Eine Stärkung der Muskulatur wirkt dem entgegen. Denken Sie außerdem möglichst oft daran, die Brust bewusst herauszustrecken. Kräftige Arme und Schultern sehen nicht nur gut aus, viel besser als die gefürchteten Winke-Ärmchen, sie sorgen außerdem dafür, dass die vermeintlich schwache Frau anpacken kann. Sie wollen sich doch nicht bei jeder Getränkekiste helfen lassen müssen, oder?

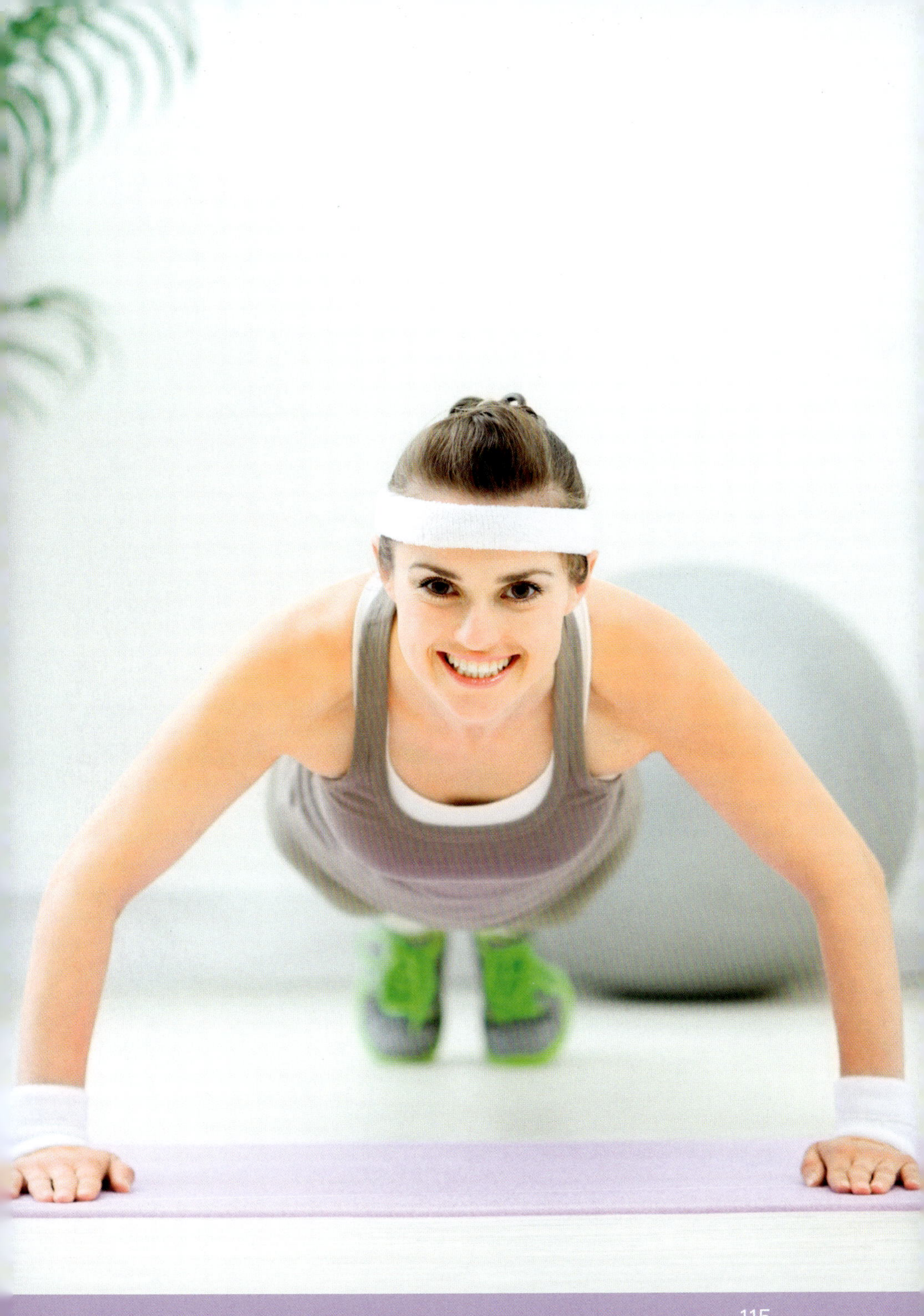

Liegestütz mit Antippen

Anfängerinnen starten mit dem knienden Liegestütz. Kombinieren Sie am besten die kniende Haltung mit dem Antippen.

Muskelgruppen: Trizeps, Brust- und Schultermuskulatur, gerade Bauchmuskeln
Hilfsmittel: keines, eventuell eine Gymnastikmatte
Anfängerin: 3–5 Wiederholungen
Fortgeschrittene: 10 Wiederholungen

Ausführung

1. Gehen Sie auf den Boden, strecken Sie die Beine nach hinten aus. Die Hände stellen Sie unter den Schultern auf, die Füße liegen auf den Ballen. Drücken Sie die Arme fast ganz durch. Ganz wichtig ist, dass weder der Po nach oben zeigt, noch dass Ihr Rücken zum Hohlkreuz wird. Der Körper ist angespannt.
2. Beugen Sie die Arme langsam so weit, dass der Oberkörper beinahe den Boden berührt. Ihr Gesicht zeigt nach unten, die Nase tippt

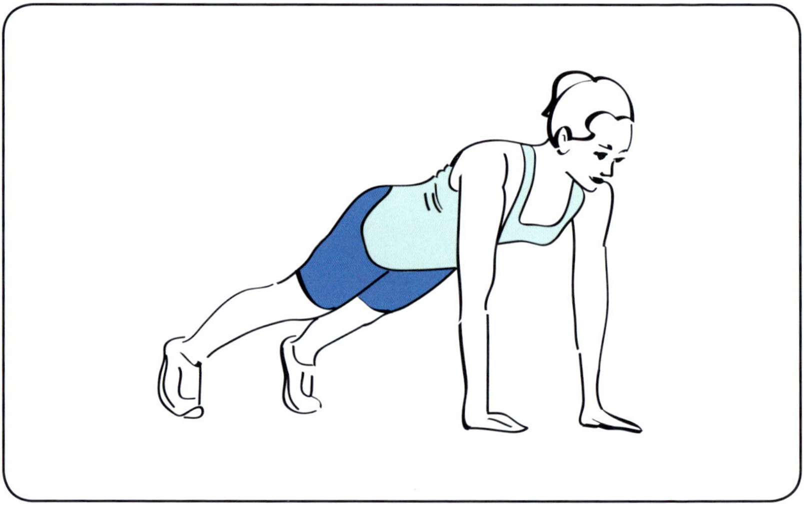

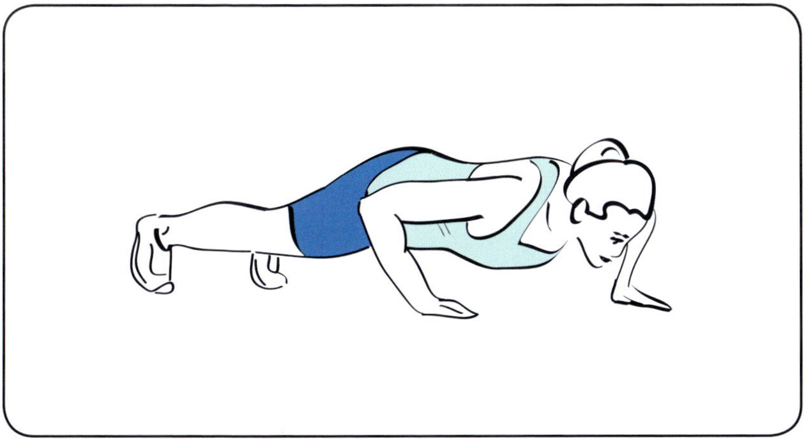

fast auf die Matte. Der Rücken bleibt ganz gerade, verlieren Sie nicht die Körperspannung!

3. Drücken Sie sich nun wieder hoch, die Arme werden nicht ganz gestreckt. Jetzt tippt die rechte Hand an die linke Schulter.

4. Die rechte Hand wieder aufsetzen, beide Arme beugen, den Körper wieder hochdrücken, dann mit der linken Hand die rechte Schulter berühren.

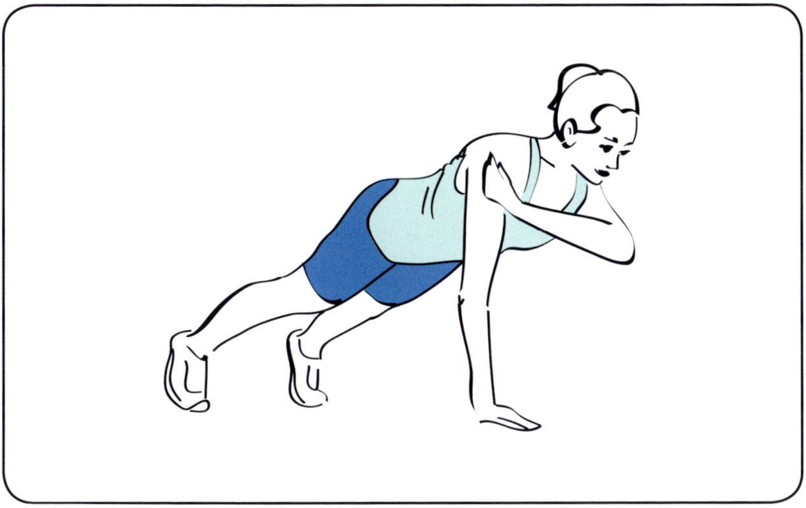

Rückwärts-Kniebeuge

Die Kniebeuge gibt es in zahlreichen Variationen. Normalerweise trainieren Sie damit Ihre Beine. In diesem Fall müssen allerdings die Arme die Arbeit erledigen.

Muskelgruppen: Oberarm- und Schultermuskeln
Hilfsmittel: Stuhl oder Hocker
Anfängerin: 3–5 Wiederholungen
Fortgeschrittene: 10 Wiederholungen

Ausführung

1. Stellen Sie Ihren Hocker oder Stuhl so gegen eine Wand, dass er nicht nach hinten oder zur Seite wegrutschen kann.
2. Setzen Sie sich ganz an die Kante, und legen Sie auch Ihre Hände an die Kante, die Handflächen liegen auf der Sitzfläche, die Finger umschließen den vorderen Rand. Die Füße stehen etwa hüftbreit voneinander entfernt auf dem Boden.

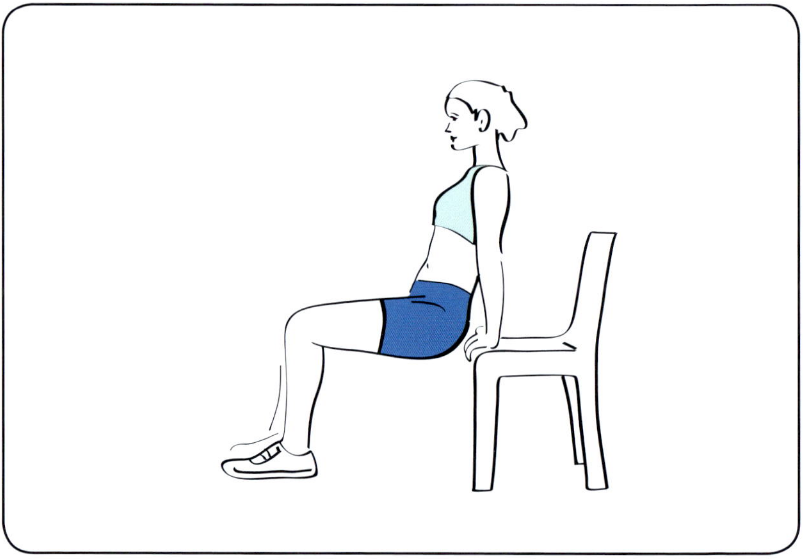

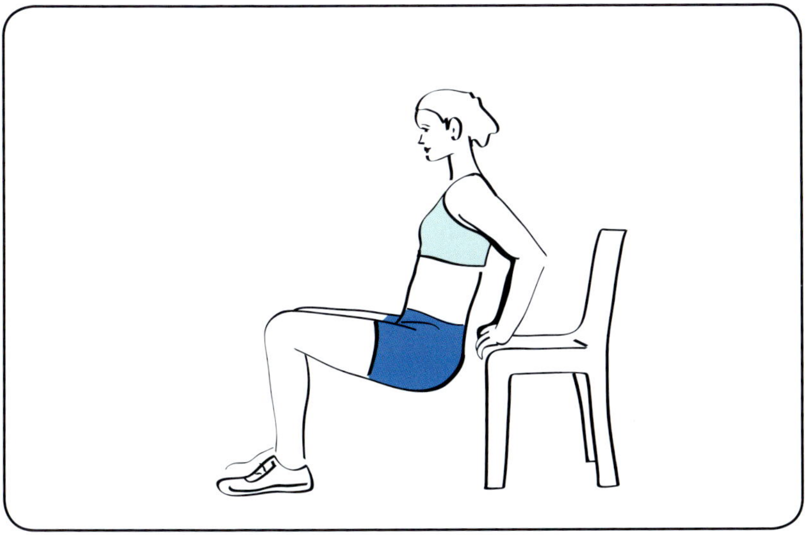

3. Heben Sie das Gesäß einen Zentimeter vom Stuhl ab und wandern Sie mit den Füßen nach vorn. Auch der Po wird ein Stück vor die Sitzfläche geschoben, in den Kniekehlen sollte sich etwa ein 90-Grad-Winkel ergeben. Lassen Sie mit geradem Rücken das Gesäß in Richtung Boden sinken, indem Sie die Arme beugen.

4. Anschließend drücken Sie sich sofort wieder hoch, bis die Arme gestreckt sind. Po und Oberschenkel berühren nie den Boden, der Rücken bleibt die ganze Zeit gerade und dicht vor der Stuhlkante.

Varianten:

- Wenn Sie selbst zehn Wiederholungen mit Leichtigkeit absolvieren, können Sie sich einen kleinen Rucksack auf den Schoß legen, um durch das Gewicht den Anspruch zu erhöhen.
- Einbeinig: Strecken Sie beim ersten Absenken des Pos das rechte Beine gerade nach vorne. Kommen Sie wieder hoch, stellen Sie den rechten Fuß wieder auf, gehen Sie erneut tief, wobei Sie das linke Bein nach vorne strecken.

Kniender Liegestütz

Diese Variation des traditionellen Liegestütz wird auch als Frauen-Liegestütz bezeichnet. Das liegt daran, dass die Arme nicht ganz so kräftig sein müssen.

Muskelgruppen: Brustmuskulatur, Trizeps und Schultermuskeln
Hilfsmittel: keines, eventuell eine Gymnastikmatte
Anfängerin: 5 Wiederholungen
Fortgeschrittene: 10 Wiederholungen und mehr

Ausführung

1. Legen Sie sich auf den Bauch und winkeln die Beine an. Legen Sie die Hände unter ihre Schultern und drücken sich in den Liegestütz.
2. Wie auch bei der schwierigeren Variante ist es wichtig, dass Ihr Rücken gerade ist. Sorgen Sie für Spannung im gesamten Körper. Knie und Füße sind dicht nebeneinander.

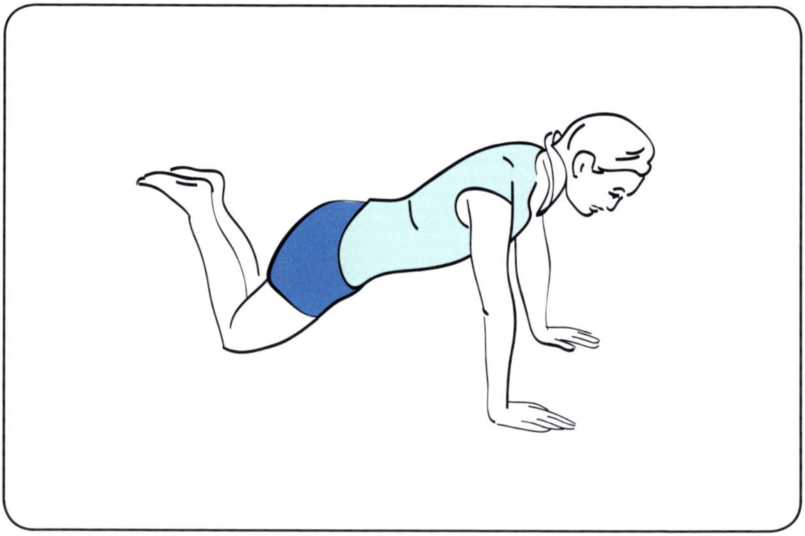

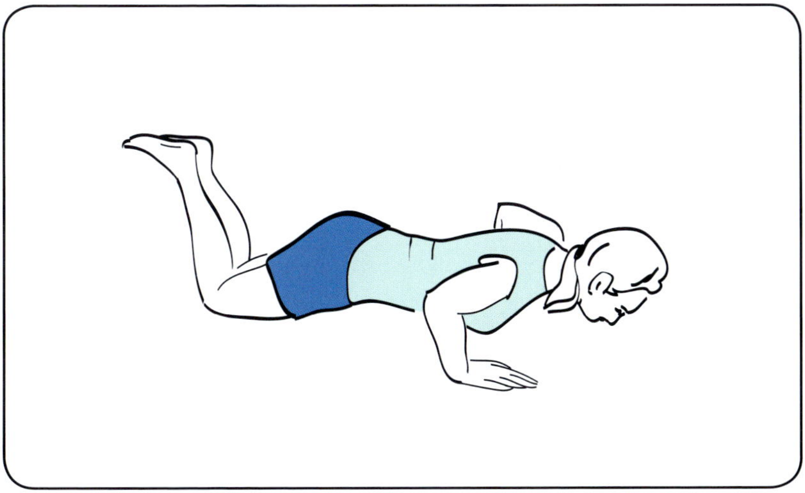

3. Beugen Sie die Arme, bis Oberkörper und Nasenspitze nahezu den Boden berühren. Anschließend drücken Sie sich gleich wieder hoch in die Ausgangsposition. Die Ellenbogen werden nicht vollständig durchgedrückt, sondern bleiben immer minimal gebeugt.

Tipp:

Falls Ihnen der Liegestütz zu sehr auf die Handgelenke drückt, können Sie es mit Fäusten versuchen.

Variante:

- Eine rückenschonende Abwandlung, die besonders für ganz blutige Einsteiger geeignet ist, geht so: Stellen Sie sich so weit von einer Wand entfernt, dass Sie diese mit ausgestreckten Armen nicht berühren können. Zwischen Ihren Händen und der Wand sollten etwa 30 Zentimeter Abstand sein. Strecken Sie die Arme aus und lassen Sie sich mit aufgestellten Handflächen nach vorn kippen, sodass Ihre Hände schulterbreit geöffnet an der Wand liegen, die Füße sind hüftbreit auseinander. Beugen Sie beide Arme, bis Ihre Nasenspitze fast die Wand berührt, dann wieder in die Ausgangsposition drücken. Der Rücken bleibt gerade!

Seitliche Schulterstreckung

Diese Hantelübung ist technisch nicht sehr anspruchsvoll. Das gibt Ihnen die Möglichkeit, sich ganz auf die saubere Ausführung zu konzentrieren.

Muskelgruppen: Oberarmmuskeln, Nackenmuskeln, Schultermuskeln, Muskeln des oberen Rückens
Hilfsmittel: Kurzhantel (1–2 kg), eventuell eine Gymnastikmatte
Anfängerin: 3–5 Wiederholungen
Fortgeschrittene: 10 Wiederholungen

Ausführung

1. Gehen Sie in den Vierfüßlerstand. Die Knie sind etwa hüftbreit geöffnet, die Hände liegen unter den Schultern, die Fingerspitzen zeigen nach vorn. Rücken und Nacken bilden eine gerade Linie, wodurch Sie in Richtung Matte gucken.

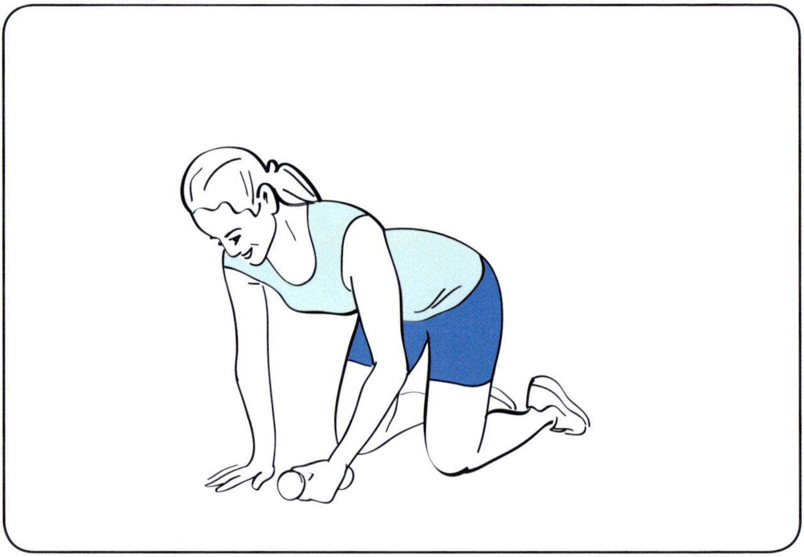

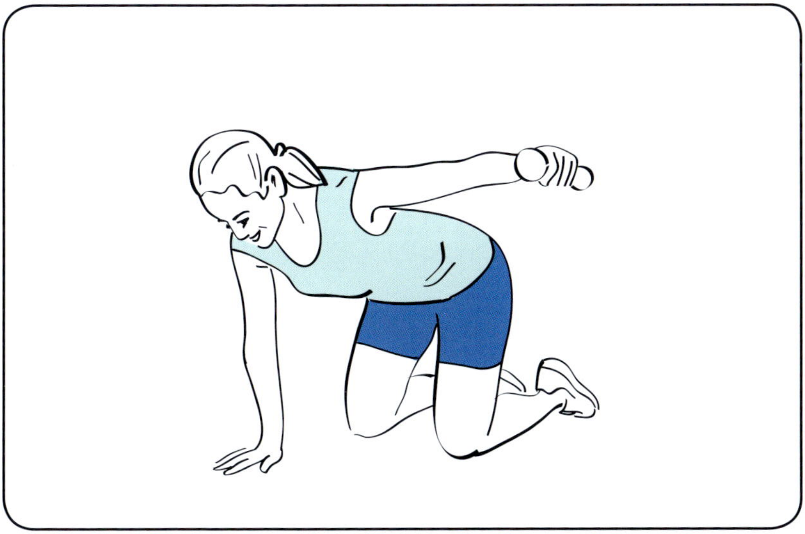

2. Greifen Sie die Hantel mit der rechten Hand und heben Sie sie zur Seite an. Der Ellenbogen ist dabei immer leicht gebeugt. Versuchen Sie, den Arm ganz gerade zur Seite zu strecken, also nicht nach vorne oder hinten auszuweichen. Nicht höher als bis auf Schulterebene anheben.

3. Die Hantel wieder bis fast auf den Boden bringen, jedoch nicht ablegen, sondern gleich erneut seitlich nach oben bis auf Schulterhöhe heben. Nach der kompletten Wiederholungszahl die Hantel ablegen, mit der linken Hand greifen und die gleiche Anzahl an Wiederholungen durchführen.

Tipp:

Konzentrieren Sie sich auf eine gute Körperhaltung. Fallen Sie weder ins Hohlkreuz, noch soll ein Buckel entstehen. Am Anfang neigt man dazu, zur rechten Seite zu kippen, wenn der linke Arm arbeitet und umgekehrt. Vermeiden Sie das!
Wenn Sie zehn Wiederholungen korrekt hinkriegen, können Sie eine schwerere Hantel verwenden.

Schulterstreckung rückwärts

Für diese Übung ist ein gutes Körpergefühl erforderlich. Vielleicht kann Ihnen am Anfang jemand seine Augen leihen und Sie gegebenenfalls korrigieren.

Muskelgruppen: Schulter- und Oberarmmuskeln, mittlere Rückenmuskulatur
Hilfsmittel: Kurzhantel (1–2 kg)
Anfängerin: 3–5 Wiederholungen
Fortgeschrittene: 10–15 Wiederholungen

Ausführung

1. Stellen Sie sich aufrecht hin, die Füße sind etwa hüftbreit voneinander entfernt, die Knie sind ganz leicht gebeugt. Der Oberkörper ist aufrecht, die Schultern sind entspannt. Die Kurzhantel halten Sie in der rechten Hand, die Handfläche zeigt zum Körper.

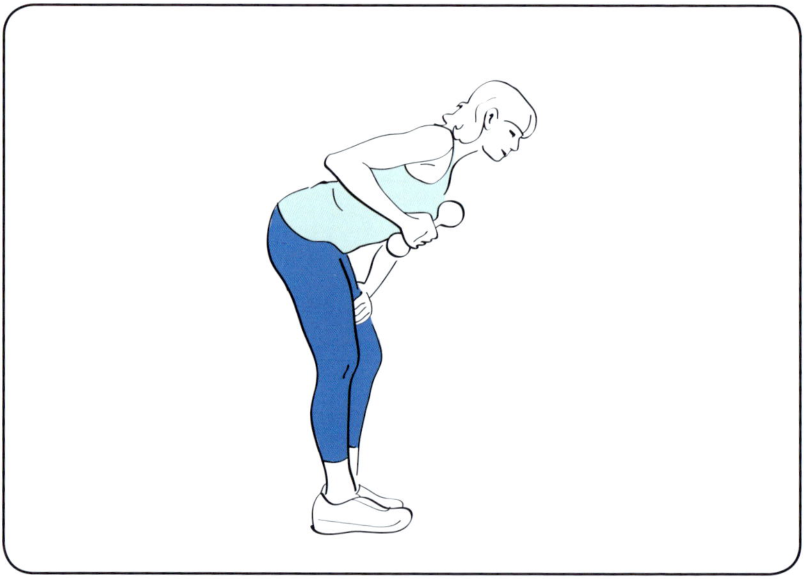

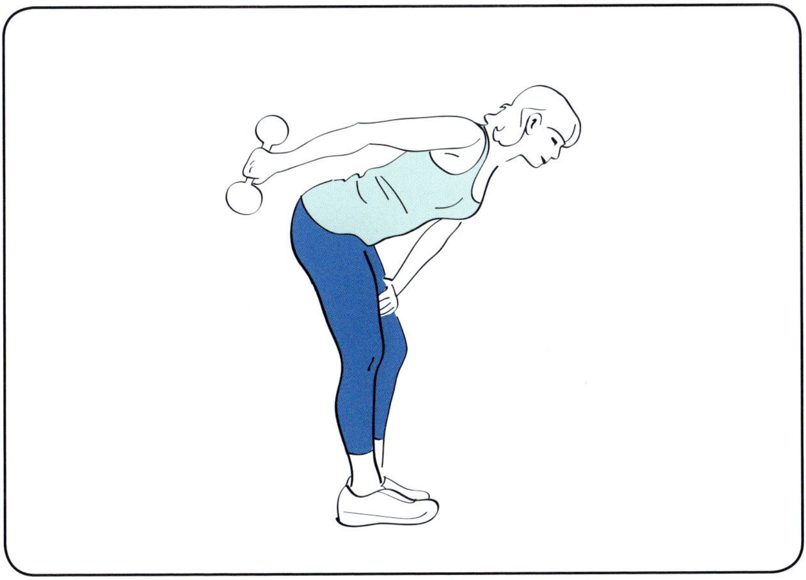

2. Beugen Sie den Oberkörper nun etwa 45 Grad vor. Mit der linken Hand stützen Sie sich auf Ihrem linken Knie oder Oberschenkel ab. Der rechte Arm mit der Hantel hängt locker herab, der Ellenbogen ist leicht gebeugt.

3. Führen Sie nun den rechten Arm gerade und mit weiterhin leicht gebeugtem Ellenbogen nach hinten, bis er eine Parallele zum Fußboden bildet. Kurz halten, dann wieder in die Ausgangsposition bringen. Halten Sie die Spannung und führen Sie den Arm direkt wieder nach hinten.

4. Nach der erreichten Wiederholungszahl kurz aufrichten, die Hantel in die linke Hand übergeben, erst dann wieder vorbeugen, abstützen und beginnen.

Tipp:

Kontrollieren Sie: Ist Ihre Wirbelsäule auch bei vorgeneigtem Oberkörper gerade? Die Schultern werden nicht in Richtung Ohren gezogen. Der Arm, der gerade die Hantel bewegt, soll nicht verdreht werden, die Handfläche zeigt immer zum Körper.

Buchdrücken

Das Buchdrücken ist rein optisch nur eine kleine Bewegung, aber sie hat es in sich. Eine tolle Methode, um Brustkorb, Schultern und Arme schön zu definieren.

Muskelgruppen: Brustmuskulatur und Trizeps
Hilfsmittel: Buch
Anfängerin: 5–8 Wiederholungen
Fortgeschrittene: 20 Wiederholungen und mehr

Ausführung

1. Stellen Sie sich aufrecht hin, die Füße sind etwa hüftbreit geöffnet, die Knie sind ganz leicht gebeugt. Nehmen Sie eine gerade aufrechte Haltung ein, die Schultern drücken leicht nach hinten, die Brust kommt raus.

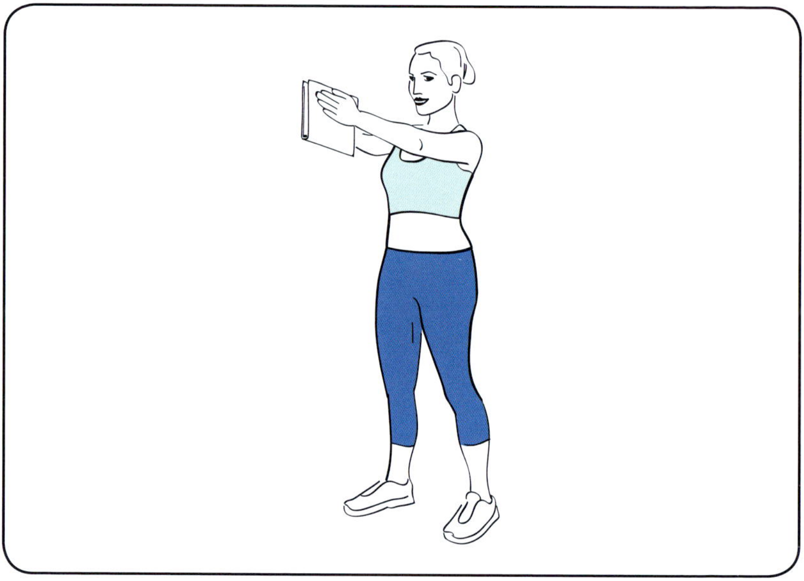

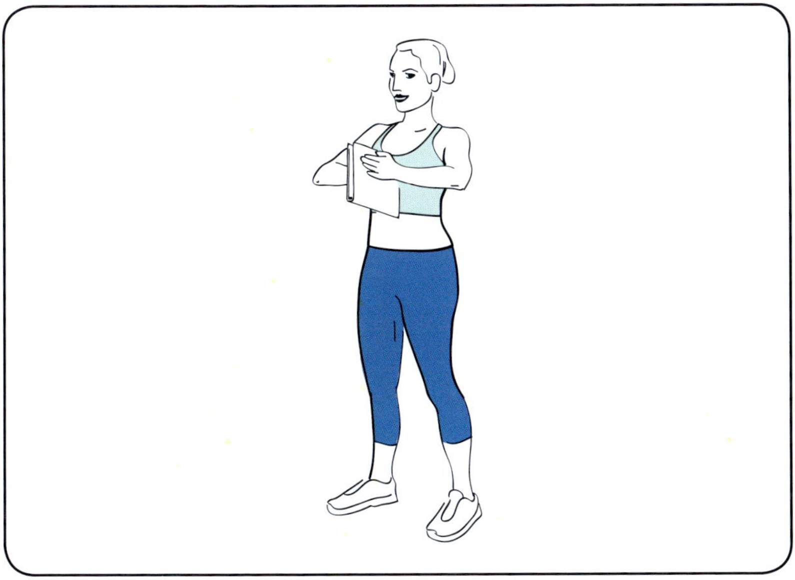

2. Halten Sie das Buch zwischen Ihren beiden Handflächen vor der Brust. Die Fingerspitzen zeigen von Ihnen weg. Üben Sie nun Druck auf das Buch aus, ohne dabei die Schultern nach oben zu ziehen.
3. Schieben Sie die Hände mit dem Buch nach vorn, bis die Arme gestreckt sind. Zwei Sekunden in dieser Position bleiben, dann die Hände wieder zur Brust bringen. Während sämtlicher Wiederholungen bleibt die Körperhaltung gleich, nur die Arme bewegen sich, der Druck bleibt ebenfalls die ganze Zeit erhalten.

Varianten:

- Sie können diese Übung auch ohne Buch machen. Pressen Sie einfach die Handflächen gegeneinander.
- Falls Sie einen großen Sitzball haben, probieren Sie es einmal damit. Halten Sie ihn zwischen den ausgestreckten Händen vor dem Körper, die Arme sind und bleiben die ganze Zeit auf Schulterhöhe. Pressen Sie, so kräftig Sie können, gegen den Ball, lassen Sie etwas nach, ohne die Spannung komplett zu lockern, dann wieder stark drücken. Das wiederholen Sie in der angegebenen Zahl.

Bruststraffen mit Hanteln

An Geräten ist dies ein Klassiker, der unter dem Namen Butterfly bekannt ist. Er lässt sich aber auch bestens mit Kurzhanteln, zu Beginn sogar ganz ohne Hilfsmittel machen.

Muskelgruppen: Brustmuskeln, Bizeps
Hilfsmittel: zwei Kurzhanteln (1–2 kg)
Anfängerin: 5–8 Wiederholungen
Fortgeschrittene: 20–30 Wiederholungen

Ausführung

1. Stellen Sie sich aufrecht mit etwa hüftbreit geöffneten Füßen hin, die Knie sind ganz leicht gebeugt. Ihr Oberkörper ist gerade, spannen Sie Bauch und Po an, die Schultern nicht hochziehen. In beiden Händen halten Sie je eine Kurzhantel.

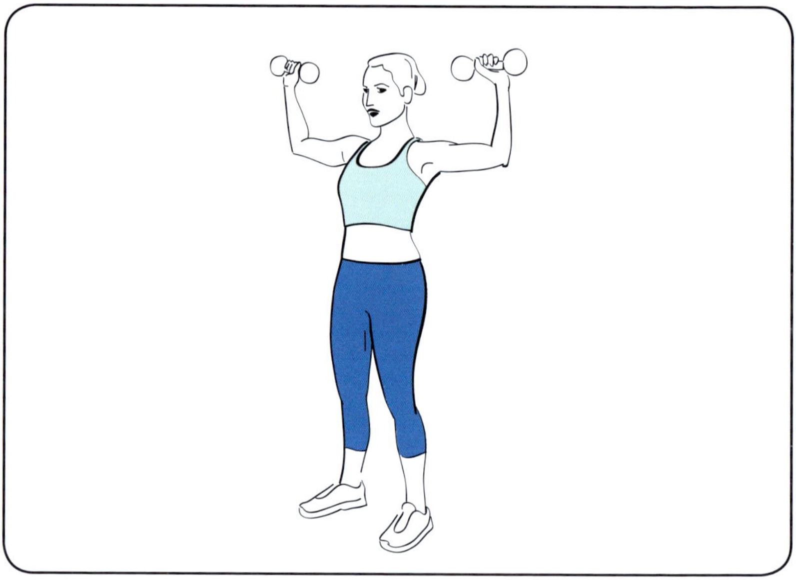

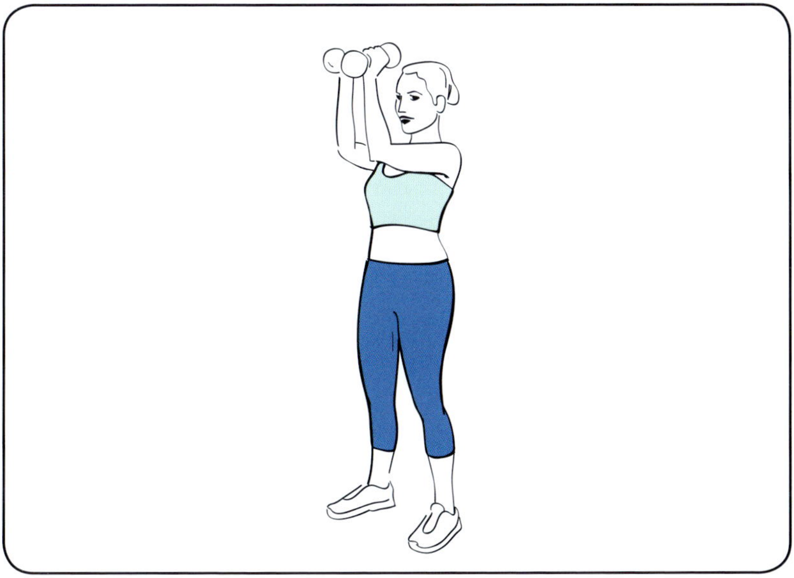

2. Heben Sie die Arme zur Seite an, sodass die Oberarme parallel zum Boden sind, die Ellenbogen sind 90 Grad angewinkelt, die Unterarme stehen automatisch senkrecht. Die Handflächen zeigen nach vorn.
3. Führen Sie die beiden Hanteln nun vor den Körper, drehen Sie die Hände dabei, die Handflächen zeigen in der Endposition zueinander. Ellenbogen und Unterarme berühren sich.
4. Anschließend die Arme wieder zur Seite führen, bis sie mit den Schultern eine Linie bilden. Mehrmals wiederholen. Wichtig: Ihr Körper hält permanent die Spannung, die Oberarme bleiben die ganze Zeit auf Schulterhöhe.

Variante:

- Sie können die Übung auch liegend auf einer Matte durchführen. Die Armhaltung, also rechter Winkel in den Ellenbeugen und Oberarme in einer Linie mit den Schultern, ist gleich. Heben Sie die Hanteln über den Kopf, auch hierbei berühren sich die Unterarme. Zurück in die Ausgangsposition, aber nicht ablegen, sondern kurz über dem Boden anhalten und gleich wieder anheben.

Übungen für Bauch und Rücken

Selbst Damen mit Idealgewicht sind mit ihrem Bauch meistens unzufrieden, weil er eben nicht knackig und perfekt definiert ist, sondern immer ein wenig schwammig wirkt. Der berühmte Wäscheberg auf dem Waschbrett ist hartnäckig. Die folgenden Übungen sind nicht nur aus optischen Gründen interessant. Der Bauch ist der Gegenspieler und gleichzeitig ein wichtiger Partner des Rückens. Rückenbeschwerden sind zur Volkskrankheit geworden. Man geht davon aus, dass jeder im Laufe seines Lebens mindestens einmal davon betroffen ist, jeder Dritte ab dem 30. Lebensjahr soll sogar regelmäßig darunter leiden. Sie müssen sich damit aber nicht abfinden. Ein starker Rücken ist nämlich deutlich weniger gefährdet. Kräftigen Sie darum Bauch und Rücken, und Sie werden sowohl langes Sitzen als auch die Bewegungen des Alltags, wie etwa Gartenarbeit oder das Heben von Getränkekisten viel leichter wegstecken.

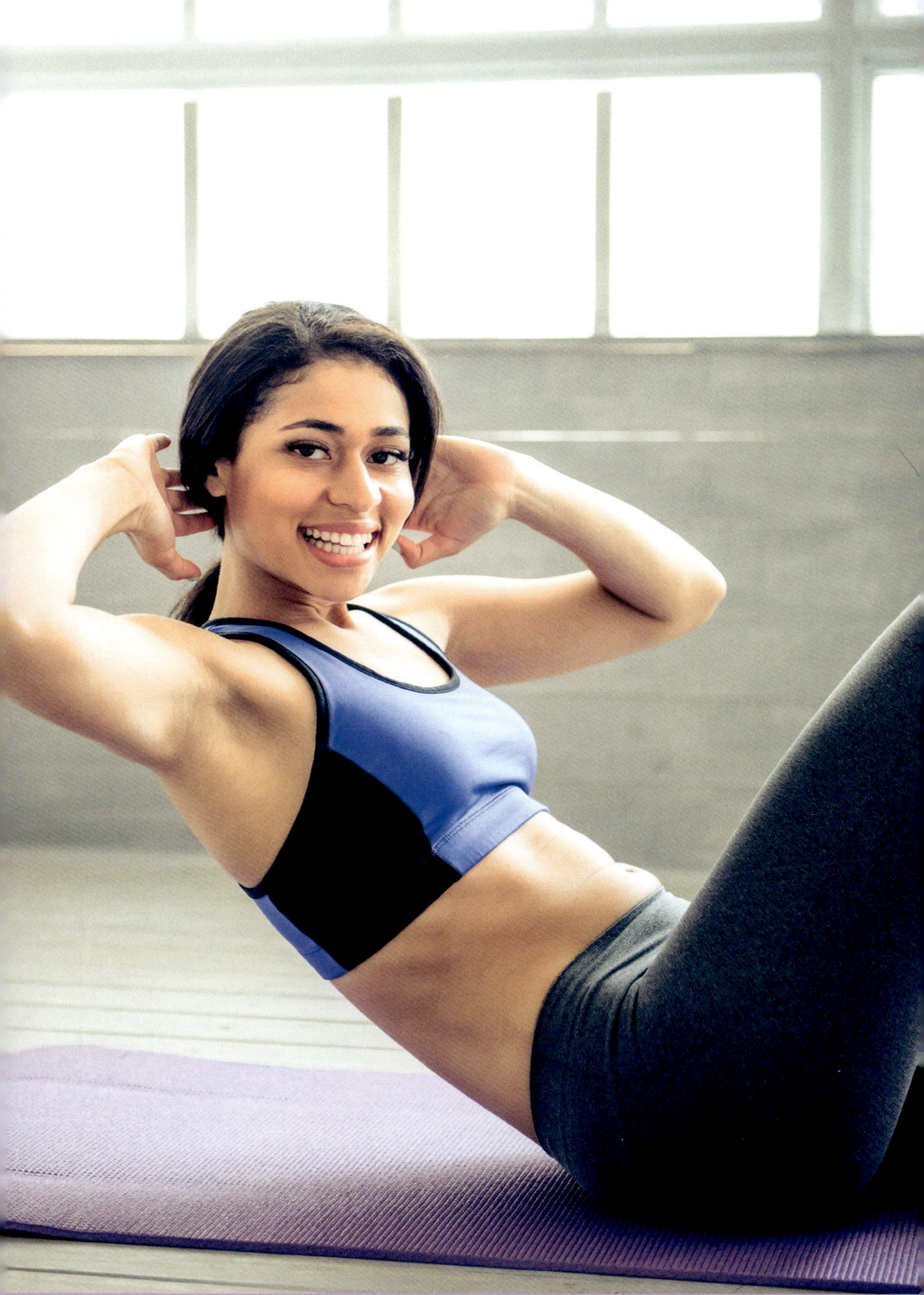

Planke

Dies ist eine klassische Halte-Übung. Das bedeutet, sie bewegen sich von der Ausgangs- in die Endposition und halten diese Stellung. Sie werden staunen, wie sehr Ihnen der Schweiß läuft.

Muskelgruppen: Rücken-, Oberarm und Schultermuskulatur
Hilfsmittel: keines, eventuell eine Gymnastikmatte
Anfängerin: 10–30 Sekunden
Fortgeschrittene: 30–60 Sekunden

Ausführung

1. Legen Sie sich auf den Boden und nehmen Sie beinahe die Liegestütz-Haltung ein. Statt die Hände aufzustützen, halten Sie Ihr Gewicht mit den Unterarmen. Die Ellenbogen befinden sich unterhalb der Schultern, die Hände liegen auf dem Boden und sind zu lockeren Fäusten geballt.

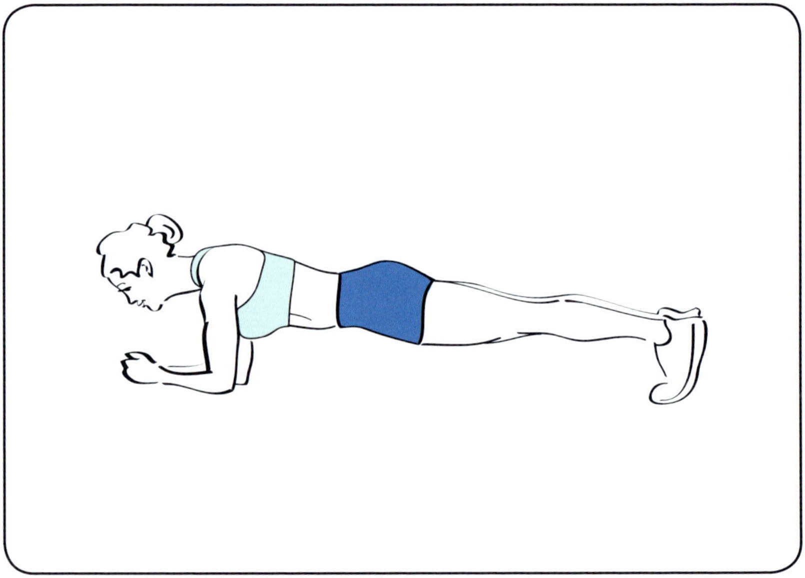

2. Achten Sie darauf, dass sich vom Hinterkopf bis zum Gesäß eine Linie bildet. Nicht den Po nach oben strecken, keinen Buckel machen und auch nicht ins Hohlkreuz fallen. Die Nasenspitze zeigt zum Boden, legen Sie auf keinen Fall den Kopf in den Nacken.
3. Wenn Sie die Position ausreichend lange gehalten haben, legen Sie langsam die Knie ab und dann den restlichen Körper. Kurz ausruhen und erneut in die Stellung gehen.

Varianten:

- Schieben und Drehen: Nehmen Sie die gespannte gerade Haltung der Planke ein. Schieben Sie jetzt Ihren Körper vor, sodass die Ellenbogen ein Stück hinter den Schultern sind, anschließend ganz langsam so weit zurückschieben, dass die Ellenbogen vor den Schultern sind. Nach einer Pause nehmen Sie wieder Ihre Grundposition ein, drehen Sie dann das Becken einmal nach links und einmal nach rechts. Die Füße bleiben beide am Boden, das Gewicht wird jedoch auf einen einzigen verlagert.
- Um zusätzlich Ihre Balance zu schulen, dürfen sehr Fitte die Grundübung auf folgende Weise variieren: Gehen Sie in die Planke-Haltung. Lösen Sie jetzt den rechten Arm vom Boden und strecken ihn gerade nach vorne aus. Nicht zur linken Seite kippen, sondern ganz gerade bleiben! Absetzen, den linken Arm vorstrecken, absetzen. Erst jetzt dürfen Sie sich ein wenig ausruhen. Als Alternative können Sie auch erst das eine, dann das andere Bein anheben und gerade nach hinten strecken. Man sollte nur das Bein arbeiten sehen, der Rest bleibt ganz ruhig und ist angespannt.

Einfache Crunches

Wahrscheinlich ist dies die bekannteste Lektion, die überall und in unzähligen Variationen trainiert wird, um einen Waschbrettbauch zu bekommen. Sie ist auch als Bauchpresse bekannt. Bei dieser Übung ist besonders darauf zu achten, dass nicht der Nacken, sondern die Bauchmuskeln die Arbeit erledigen.

Muskelgruppen: gerade und seitliche Bauchmuskeln
Hilfsmittel: keines, eventuell eine Gymnastikmatte
Anfängerin: 5 Wiederholungen
Fortgeschrittene: 10–15 Wiederholungen

Ausführung

1. Legen Sie sich auf den Rücken und stellen Sie die Füße auf. Legen Sie Ihre Hände an die Schläfen, die Handflächen zeigen zum Gesicht, die Ellenbogen werden nach außen gedrückt.

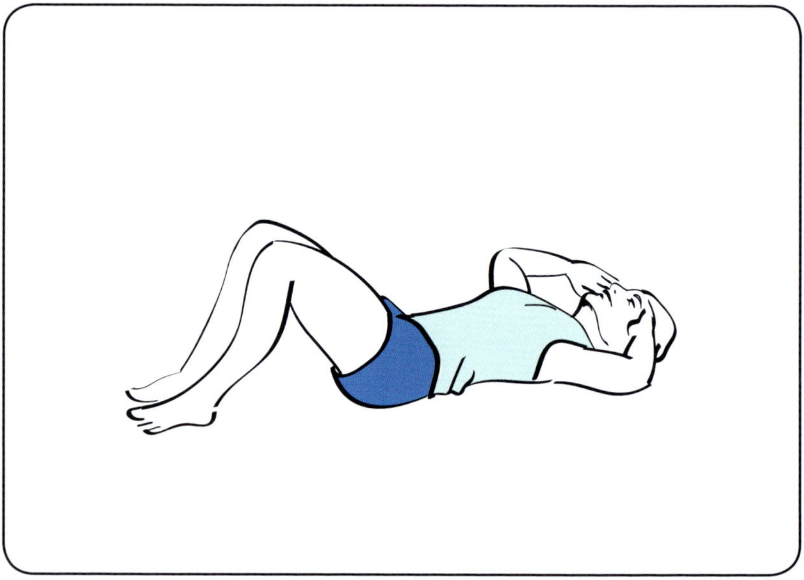

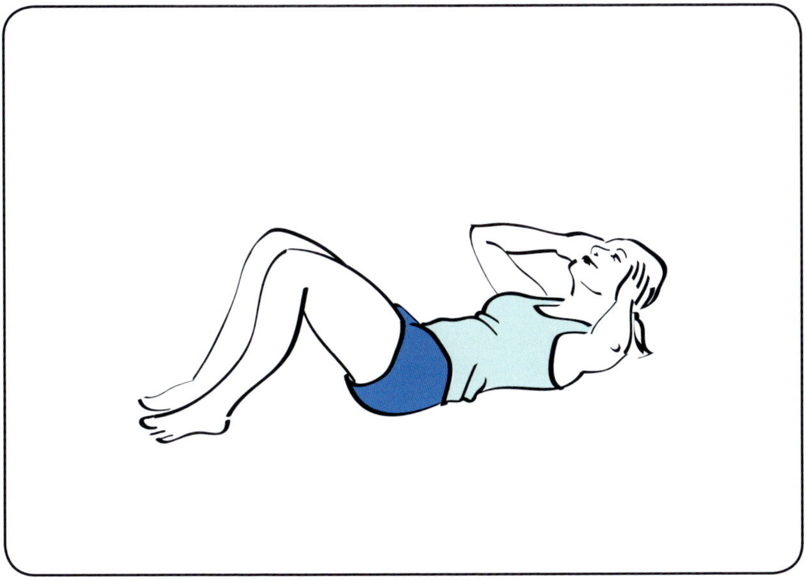

2. Spannen Sie Po und Bauch an und heben Kopf und Schultern gleichzeitig ein wenig vom Boden ab. Es kommt nicht darauf an, mit den Schultern möglichst weit zum Unterbauch zu gelangen, sondern die korrekte Ausführung ist wichtig. Das heißt, der untere Rücken bleibt fest auf dem Boden, der Nacken bleibt gerade.

3. Halten Sie die Position, ehe Sie Schultern und Kopf wieder absenken. Achtung: Nicht hinlegen und ausruhen, sondern ehe Sie den Boden berühren, erneut anheben und halten.

Varianten:

- Wenn Sie mit Nackenproblemen zu kämpfen haben, legen Sie den Kopf auf ein Handtuch, fassen Sie die Enden dicht neben dem Kopf, die Ellenbogen sind nach außen gedrückt. Jetzt heben Sie Schulter und Kopf an. Außerdem können Sie die Unterschenkel auf einem Stuhl ablegen. Die Kniekehlen sollten einen 90-Grad-Winkel bilden.
- Richtig schwierig und auch für die untere Bauchmuskulatur anspruchsvoll wird es, wenn Sie die Beine leicht vom Boden abheben und in der Luft halten.

Reverse Crunches

Hier müssen Sie ein gutes Gefühl für eine kleine Bewegung entwickeln. Besonders die unteren Bauchmuskeln profitieren von einer korrekten Durchführung.

Muskelgruppen: gesamte Bauchmuskulatur, besonders die untere
Hilfsmittel: keines, eventuell eine Gymnastikmatte
Anfängerin: 3–5 Wiederholungen
Fortgeschrittene: 10 Wiederholungen

Ausführung

1. Legen Sie sich auf Ihrer Matte auf den Rücken. Die Arme liegen seitlich am Körper lang ausgestreckt, die Füße sind nebeneinander aufgestellt.
2. Heben Sie nun die Beine an, bis die Oberschenkel senkrecht stehen, die Unterschenkel sind automatisch in einer parallelen Position.
3. Bauch und Po anspannen und die Hüfte ganz leicht vom Boden abheben, die Knie bewegen sich dabei auf die Brust zu. Position halten,

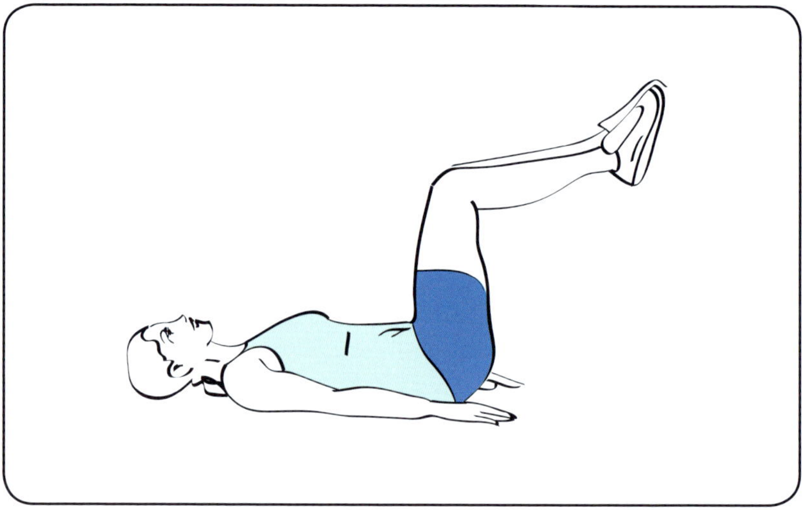

in die Ausgangshaltung zurückgehen, ohne zu entspannen, erneut die Hüfte leicht anheben.

Tipp:

Ganz wichtig ist, dass diese kleine Bewegung einzig aus dem Bauch kommt. Sie sollen weder Schwung holen, noch sich mit den Armen abdrücken. Der mittlere Rücken bleibt fest am Boden.

Variante:

- Kombinieren Sie einfache Crunches und Reverse Crunches. In der Ausgangsposition liegen die Hände an den Schläfen, die Füße sind in der Luft, die Unterschenkel parallel zum Boden. Während Sie Schultern und Kopf anheben, lösen Sie auch die Hüfte vom Boden, und die Knie wandern in Richtung Kopf. Achten Sie darauf, dass die Bewegungen langsam und ganz klein ausgeführt werden.

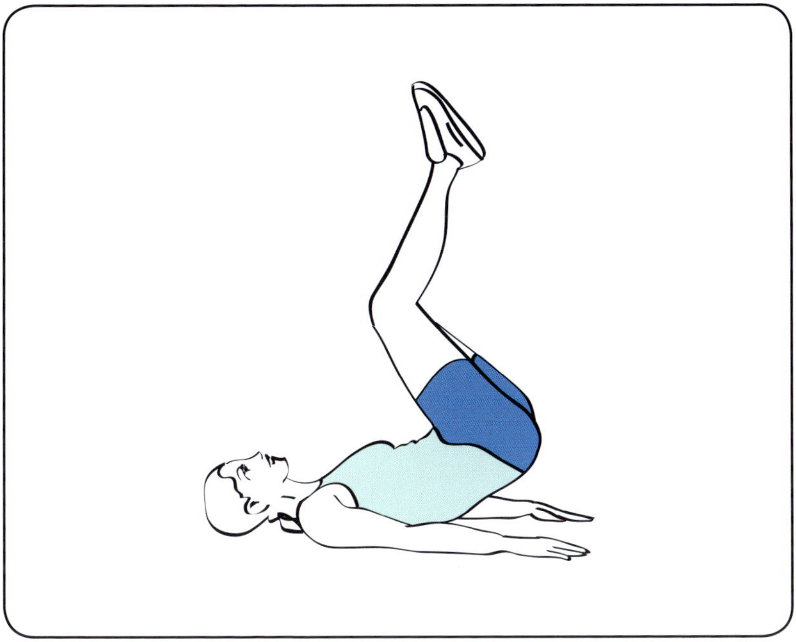

Seitliche Arm-Bein-Schere

Neben der Kraft trainieren Sie mit der seitlichen Arm-Bein-Schere zusätzlich Ihren Gleichgewichtssinn. Um die Balance zu halten, sind besonders viele kleine Muskeln im Einsatz.

Muskelgruppen: seitliche Bauchmuskulatur, Oberarmmuskeln
Hilfsmittel: keines, eventuell eine Gymnastikmatte, Trainierte können Gewichtsmanschetten verwenden
Anfängerin: 5 Wiederholungen
Fortgeschrittene: 10 Wiederholungen

Ausführung

1. Legen Sie sich auf die rechte Seite und stützen Sie Ihren Oberkörper auf den Unterarm. Der Ellenbogen sollte unter der Schulter sein, der Oberarm bildet eine Senkrechte. Die Beine liegen parallel übereinander, der linke Arm ruht auf dem oberen Oberschenkel.

2. Spannen Sie den gesamten Körper an, vor allem aber Bauch und Gesäß. Heben Sie den Po und die Beine vom Boden ab, sodass das Ge-

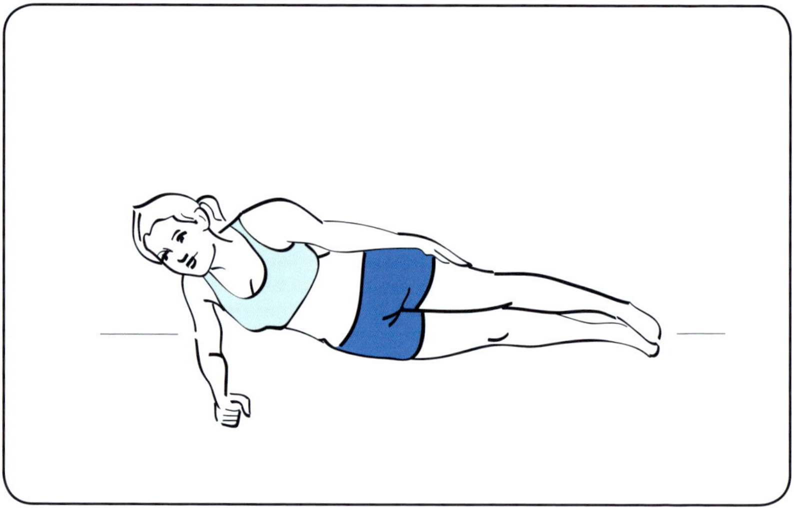

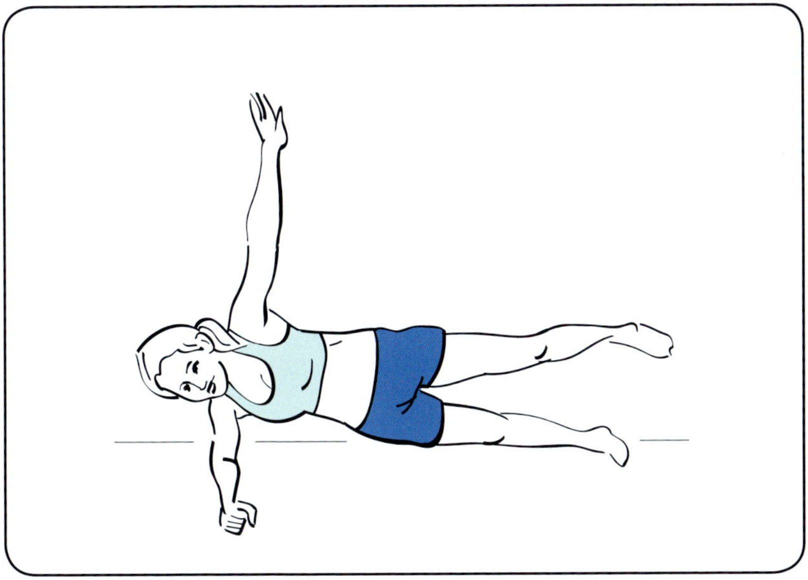

wicht nur noch auf einem Unterarm und den Füßen ruht. Vom Scheitel bis zu den Füßen soll sich eine Diagonale bilden.

3. Jetzt heben Sie das linke Bein bis in die Waagerechte, es soll eine Linie parallel zum Boden bilden. Gleichzeitig führen Sie den linken Arm nach oben. Er ist gerade gestreckt, die Fingerspitzen zeigen zur Zimmerdecke. Kurz halten, Arm und Bein in die Ausgangsposition bringen. Nicht den Po absetzen, sondern in der Diagonale bleiben und sofort wieder Bein und Arm heben.

Tipp:

Üben Sie zunächst langsam und konzentriert, bis Sie ein Gefühl für die Übung haben. Anfänger neigen dazu, sich mit dem Stützarm nach hinten zu drücken. Wenn Sie problemlos zehn Wiederholungen hinkriegen, können Sie Gewichtsmanschetten anlegen.

Liegestütz-Sprünge

Neben Bauch- und Rückenmuskulatur werden hier auch die Beinmuskeln beansprucht. Die Sprünge sind außerdem sehr gut für das Körpergefühl.

Muskelgruppen: Bauch-, Rücken- und Brustmuskeln sowie Trizeps
Hilfsmittel: keines, eventuell eine Gymnastikmatte
Anfängerin: 5 Wiederholungen
Fortgeschrittene: 10 Wiederholungen

Ausführung

1. Gehen Sie in den bekannten Liegestütz. Das Gewicht ruht auf den unter den Schultern aufgestellten Händen und den Füßen. Die Arme sind nahezu durchgedrückt. Ihr Körper bildet eine Linie von den Fersen bis zum Scheitel. Der Blick ist zum Boden gerichtet, Bauch und Po sind fest angespannt.

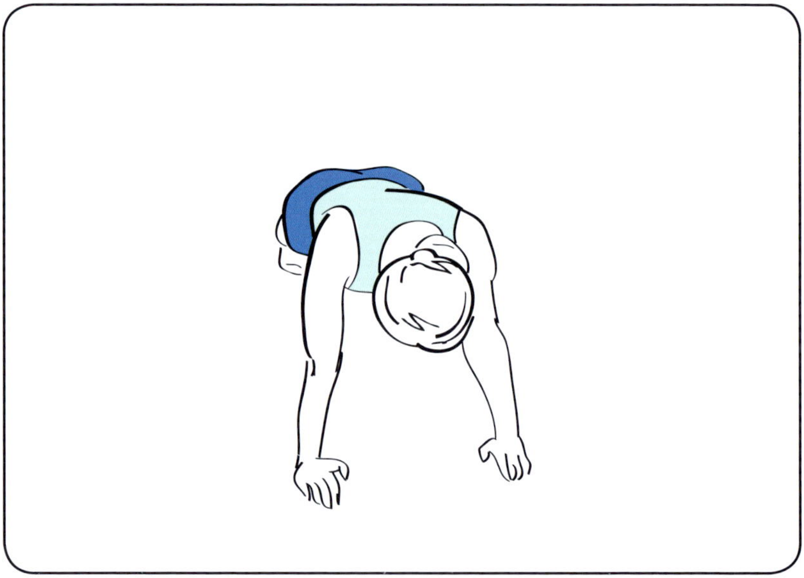

2. Springen Sie nun mit beiden Füßen gleichzeitig zur rechten Seite und ziehen dabei die Knie in Richtung Oberkörper. Nach der Landung sofort in die Ausgangsposition zurückspringen und anschließend direkt zur linken Seite.

Tipp:

Um ein Gefühl für diese Übung zu entwickeln, können Sie aus dem Liegestütz zunächst einen großen Schritt zur rechten Seite machen. Dann einen Schritt in Richtung Oberkörper machen und wieder spüren. Der Oberkörper sollte die ganze Zeit statisch bleiben, es ist die Hüfte, die für die Drehung verantwortlich ist.

Variante:

- Stützen Sie sich anstatt mit den Händen mit den Unterarmen auf. Dadurch wird die Lektion noch einmal deutlich anspruchsvoller. Wem das noch nicht reicht, der erhöht das Tempo und springt weiter zur Seite. Dabei unbedingt auf die korrekte Ausführung achten!

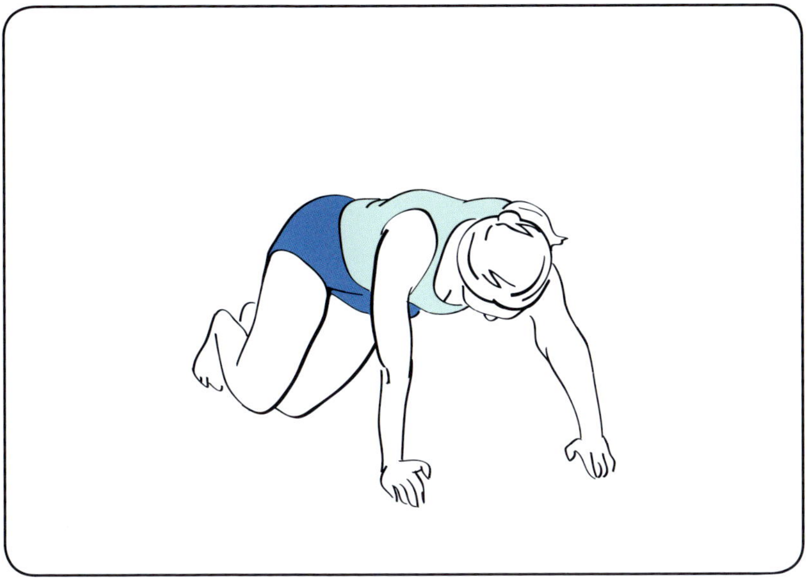

Liegender Strecker

Diese technisch einfache Übung bringt manchen Anfänger zum Verzweifeln. Geben Sie nicht auf! Wenn Sie regelmäßig üben, werden Sie irgendwann zehn Wiederholungen schaffen.

Muskelgruppen: Rückenstrecker, gerade und seitliche Bauchmuskulatur sowie Gesäßmuskel
Hilfsmittel: keines, eventuell eine Gymnastikmatte
Anfängerin: 3 Wiederholungen
Fortgeschrittene: 10 Wiederholungen

Ausführung
1. Legen Sie sich bäuchlings auf den Boden. Die Beine sind nach hinten ausgestreckt, die Arme nach vorne. Die Fußspitzen sind nach hinten ausgestreckt. Die Fingerspitzen weisen von Ihnen weg, Handflächen nach unten.
2. Spannen Sie den Körper an und heben Sie nun gleichzeitig beide Arme und beide Beine vom Boden ab. Der Abstand zwischen der Matte und den Extremitäten soll nicht groß sein. Wichtiger ist, dass diese gestreckt bleiben. Halten und langsam wieder ablegen.

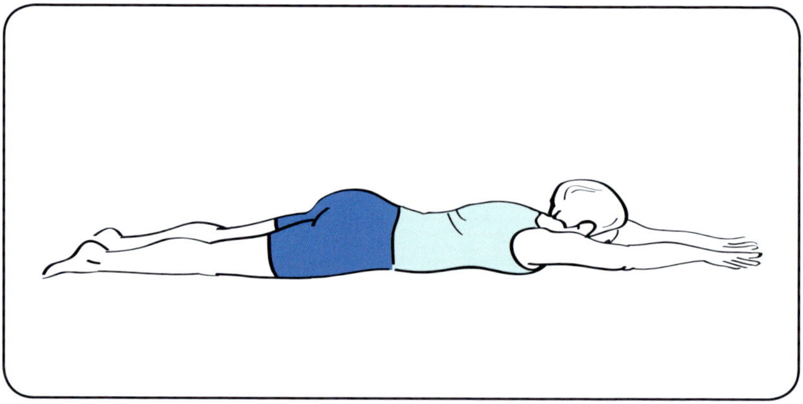

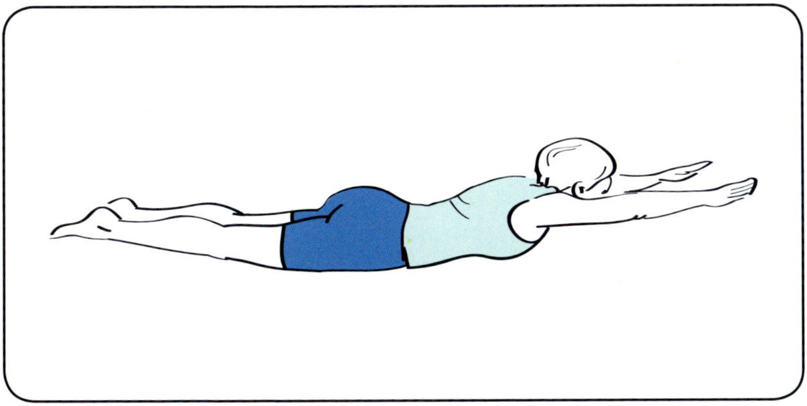

Varianten:

- Wer schon sehr gut ist, der hält Arme und Beine in der höchsten Position, senkt sie ab, ohne sie jedoch abzulegen, hebt sie wieder und hält einige Sekunden.
- Wenn gar nichts geht: Trainieren Sie erst Arme und Beine getrennt. Geht das gut, probieren Sie es gleichzeitig.
- Wenn Sie richtig fit sind: Strecken Sie die Arme nicht nach vorne aus, sondern legen Sie die Fingerspitzen an die Schläfen, die Ellenbogen zeigen dabei nach außen. Jetzt Kopf und Arme sowie die Beine anheben. Halten Sie die Position, dann den Schulterbereich leicht drehen, als wollten Sie jemanden ansehen. Zurück zur Mitte, dann sachte zur linken Seite drehen, wieder zur Mitte, erst dann Stirn und Beine auf den Boden legen.

Kobra

Die Kobra ist ganz wunderbar dazu geeignet, um die gesamte Wirbelsäule zu kräftigen und beweglich zu halten. Wann immer Sie sich verspannt fühlen, üben Sie einfach schnell Ihre Kobra.

Muskelgruppen: Rückenstrecker und Gesäßmuskel, seitliche und gerade Bauchmuskeln sowie der Trapezmuskel
Hilfsmittel: keines, eventuell eine Gymnastikmatte
Anfängerin: 5 Wiederholungen
Fortgeschrittene: 15 Wiederholungen und mehr

Ausführung

1. Legen Sie sich auf den Bauch. Die Beine sind ausgestreckt, ebenso die Füße, die Fußrücken liegen also auf dem Boden. Die Arme liegen gestreckt neben dem Körper, wobei die Handflächen zum Boden zeigen. Ihr Kinn liegt auf dem Boden auf.

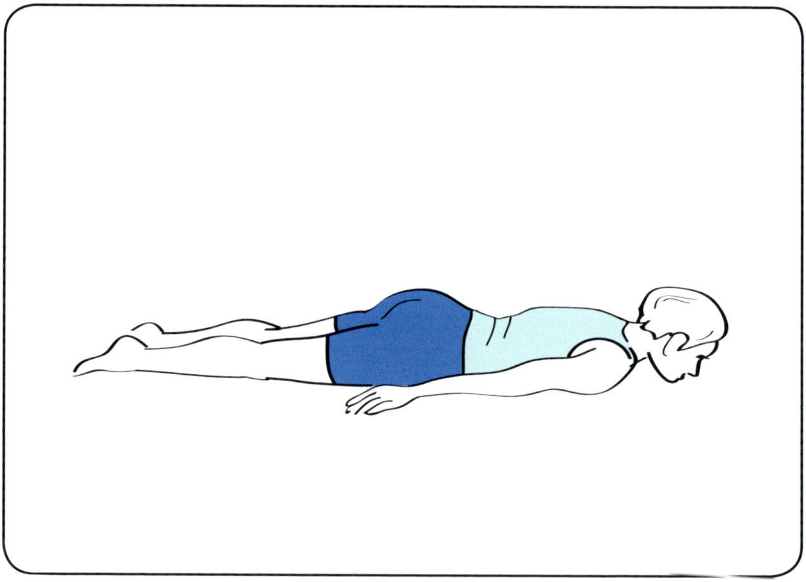

2. Spannen Sie Bauch und Po an und heben Sie den Kopf und den Oberkörper bis etwa zur Brust vom Boden ab. Gleichzeitig die Arme fast so hoch anheben, dass Ihr Gesäß fast darunter passen würde. Einige Sekunden halten, dann wieder Arme und Oberkörper ablegen.

Tipp:

Übertreiben Sie es nicht, zwingen Sie sich nicht, Kopf, Schultern und Arme besonders hoch zu heben.

Variante:

- Gleitende Kobra: Bitte nicht ausprobieren, wenn Sie zu Rückenschmerzen neigen! Legen Sie die Arme ausgestreckt auf einem glatten Untergrund nach vorn. Unter den Händen platzieren Sie ein Handtuch. Die Beine sind nach hinten gestreckt. Nun geben Sie Druck auf das Handtuch und ziehen die Hände zum Körper heran. Schultern und Kopf richten sich auf, kurz halten und dann in die Ausgangsposition zurückgleiten lassen.

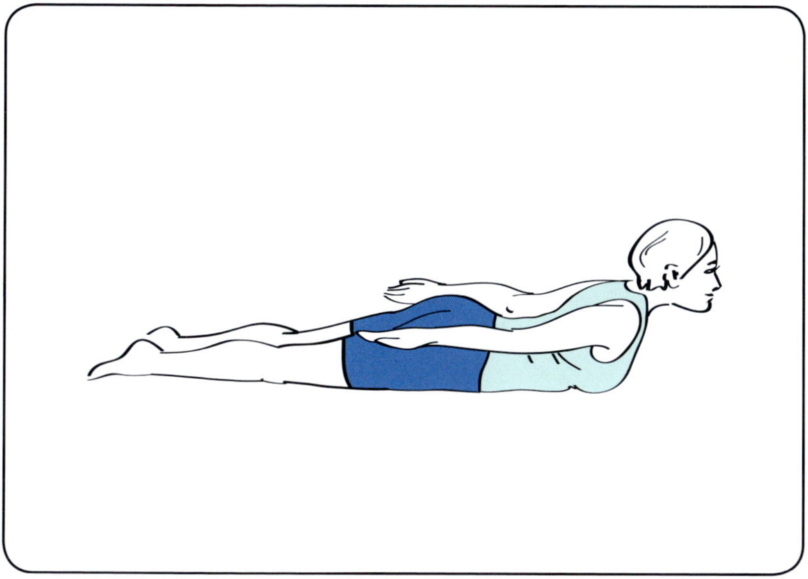

Übungen für Beine und Gesäß

Spätestens im Sommer zeigen wir gern wieder etwas mehr Bein. Umso lieber, wenn die Waden knackig und überhaupt Ober- und Unterschenkel in Bestform sind. Ein schönes Hinterteil macht sich im Bikini super,a kommt aber selbst angezogen schon zur Geltung. Die schönsten Exemplare sagt man übrigens Balletttänzerinnen nach. Kein Wunder, dass Sie in diesem Abschnitt Übungen finden werden, die aus dem Ballett abgeleitet wurden. Natürlich geht es nicht nur um tolles Aussehen. Gerade unsere Beine tragen uns durch unser ganzes Leben. Sie sollten entsprechend beachtet und trainiert werden, damit sie kraftvoll und leistungsfähig sind. In besonderem Maß gilt das für Läuferinnen, aber auch für Ballsportlerinnen. Neben Ihrer Kondition sollten Sie auch Ihre Bein- und Gesäßmuskulatur immer im Fokus haben. Wer beruflich viel auf den Beinen ist, wird ebenfalls kräftig von den folgenden Lektionen profitieren.

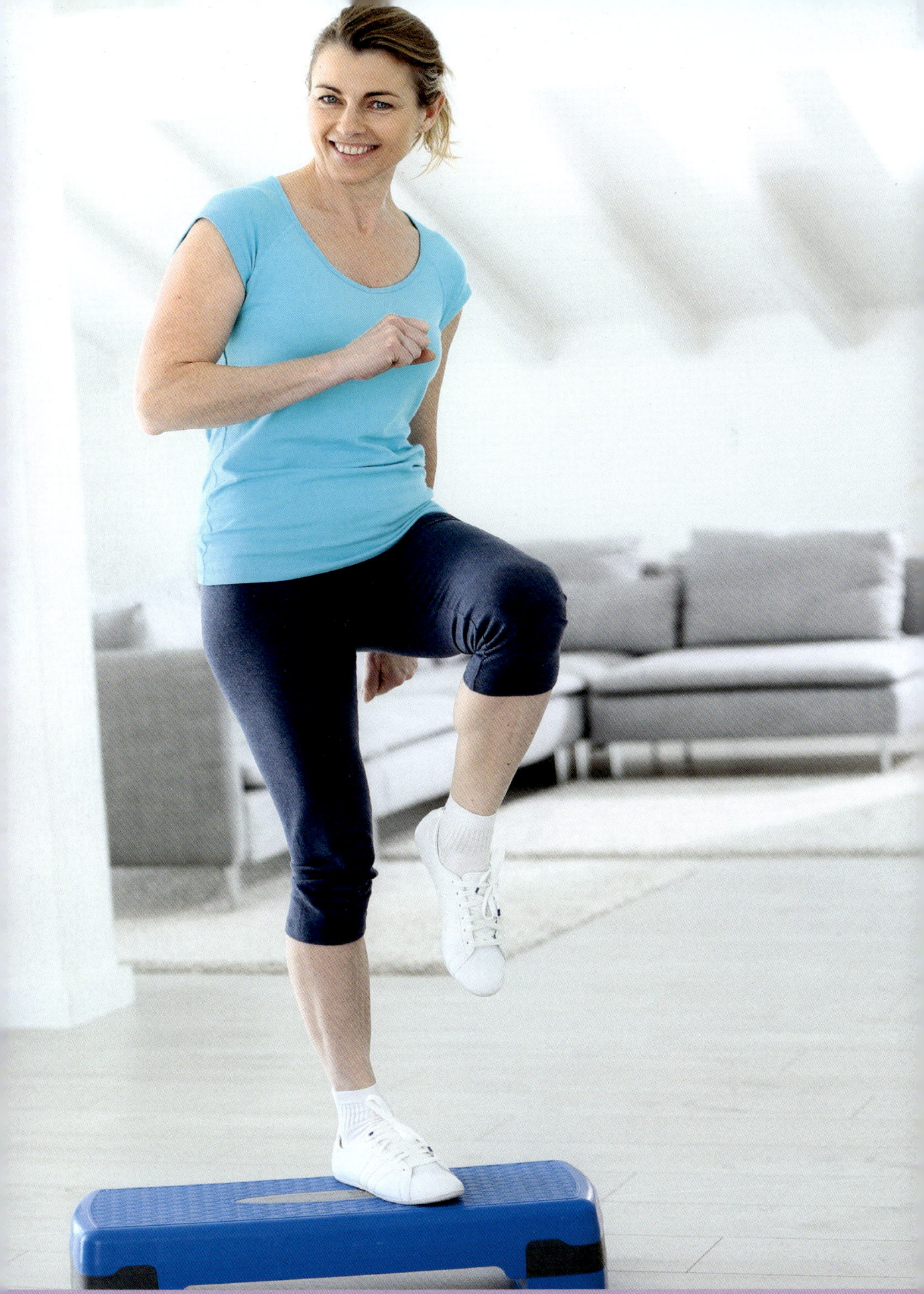

Plié-Squat

Eine sehr einfache Übung, die nahezu unendlich zu variieren ist, etwa durch den Abstand der Füße. Und sie ist sehr effektiv, wie Sie vermutlich am Tag nach dem Training merken werden.

Muskelgruppen: Gesäß- und Oberschenkelmuskeln
Hilfsmittel: keines
Anfängerin: 5 Wiederholungen
Fortgeschrittene: 15 Wiederholungen und mehr

Ausführung

1. Stellen Sie sich aufrecht hin, die Füße sind etwa schulterbreit voneinander entfernt, die Knie sind ganz leicht gebeugt. Die Fußspitzen zeigen nach außen. Die Hände können Sie entweder auf die Brust legen, vor der Brust wie zum Gebet falten oder in die Hüften stemmen.

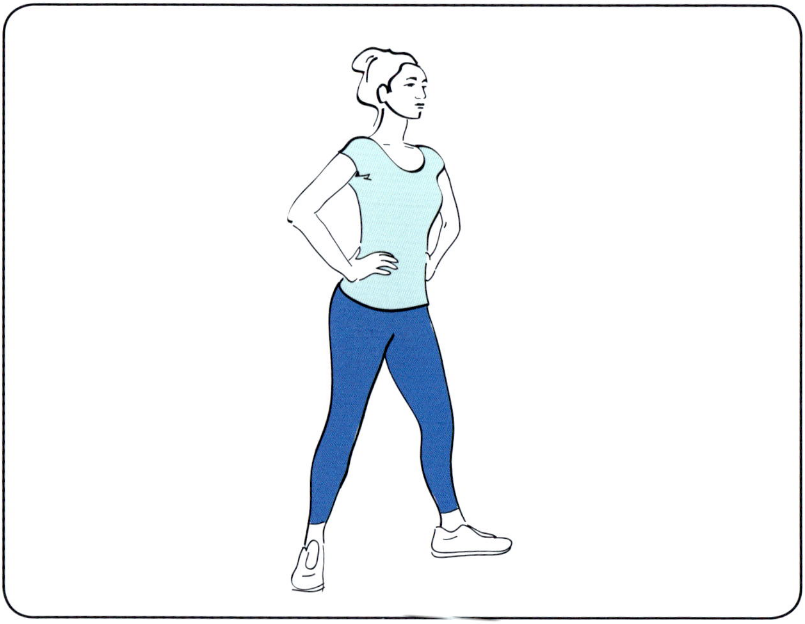

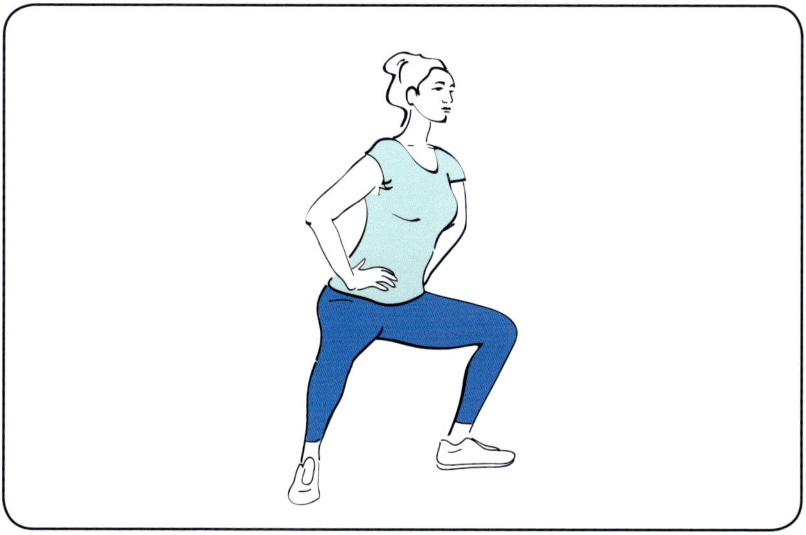

2. Beugen Sie Ihre Knie weit, dabei wandert das Gesäß nach hinten unten. Der Oberkörper soll ganz gerade bleiben, Ihr Gesicht zeigt nach vorne, der Nacken ist vollkommen gerade.

3. Einige Sekunden die Position halten, dann mit der Kraft des Hinterteils und der Oberschenkel wieder nach oben drücken. Die Knie nicht durchdrücken, sondern direkt wiederholen.

Tipp:

Stellen Sie sich nicht vor, dass Sie sich auf einen Stuhl setzen wollen, dann schieben Sie nämlich den Hintern nach hinten raus. Viel besser hilft die Vorstellung, Sie würden an einer Wand nach unten rutschen.

Varianten:

- Gehen Sie in eine sehr weite Grätsche, die Füße sind wieder ausgedreht, die Knie weisen in dieselbe Richtung. Senken Sie das Gesäß sehr weit ab.
- Um die Belastung zu erhöhen, können Sie mit beiden Händen eine Kurzhantel greifen. Die Arme sind nach unten ausgestreckt. Wenn Sie nun die Knie beugen, zieht die Hantel zusätzlich nach unten.

Seitenkick

Eine sehr wirkungsvolle Übung, um den Beinen und dem Gesäß mehr Kraft zu schenken. Läuferinnen verbessern nicht nur ihre Ergebnisse, sie verringern auch ihr Verletzungsrisiko.

Muskelgruppen: Gesäß-, Bauch- und Oberschenkelmuskeln
Hilfsmittel: keines, eventuell eine Gymnastikmatte
Anfängerin: 5 Wiederholungen
Fortgeschrittene: 10 Wiederholungen

Ausführung
1. Legen Sie sich in Seitenlage hin. Die Beine sind gestreckt und liegen parallel übereinander. Der untere Arm ist angewinkelt, sodass der Kopf daraufgebettet werden kann. Mit dem oberen Arm können Sie der Balance ein wenig nachhelfen, indem Sie die Hand vor dem Körper aufstützen.
2. Po und Bauch ordentlich anspannen. Während des Einatmens heben Sie das obere Bein so weit Sie können an. Wichtig dabei ist, dass nur das eine Bein arbeitet, der Rest bleibt fest am Boden liegen.

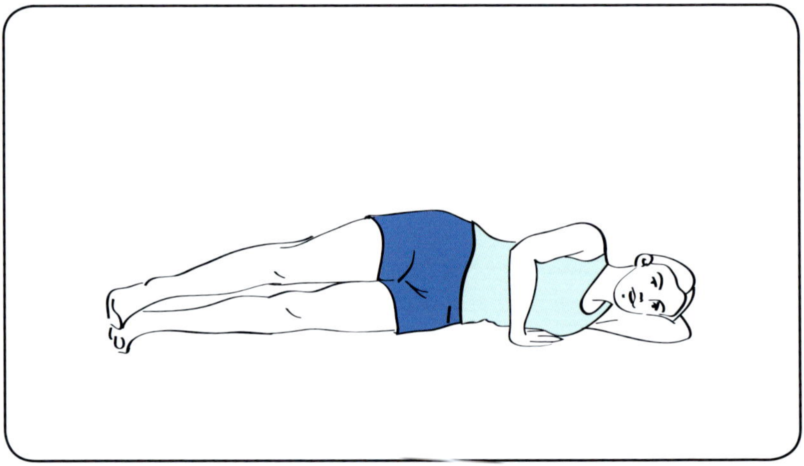

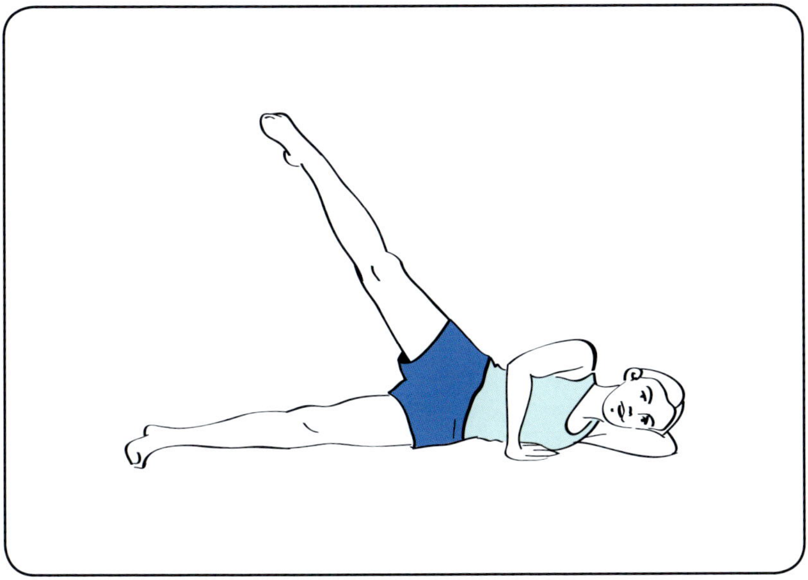

3. Beim Ausatmen führen Sie das Bein wieder gestreckt nach unten. Nicht ablegen, sondern kurz über dem anderen Bein halten und erneut nach oben strecken. Nach allen Wiederholungen ablegen, dann ist die andere Seite an der Reihe.

Varianten:

- Sie können den Oberkörper auch ein wenig aufrichten und auf die Hand stützen. Der Unterarm des unteren Arms ist dann senkrecht aufgestellt.
- Das obere Bein können Sie gestreckt mit angezogenem Fuß auch mal möglichst weit vor den Körper führen. Achten Sie darauf, dass das untere Bein gerade liegen bleibt und Sie nicht in der Hüfte einknicken. Kurz vorne halten, das Bein anschließend zurück in die Startposition führen, aber nicht ablegen, sondern wieder vorstrecken.

Step

Vielleicht haben Sie schon mal einen Step-Kurs gemacht, dann wissen Sie, wie schweißtreibend sportliches Treppensteigen ist – selbst wenn Sie nur eine Stufe vor sich haben.

Muskelgruppen: Oberschenkelmuskeln, Gesäßmuskulatur
Hilfsmittel: eine Treppe, eine flache Bank oder ein niedriger Hocker, für Trainierte Gewichtsmanschetten oder Kurzhanteln
Anfängerin: 5 Wiederholungen
Fortgeschrittene: 15–20 Wiederholungen

Ausführung

1. Stellen Sie sich vor Ihre Stufe bzw. vor Ihr Übungsgerät. Wenn Sie einen Hocker oder eine Bank verwenden, stellen Sie sicher, dass dieses Hilfsmittel nicht wegrutschen kann! Ihr Körper ist aufrecht, der Po leicht gespannt, die Arme hängen am Körper herunter.

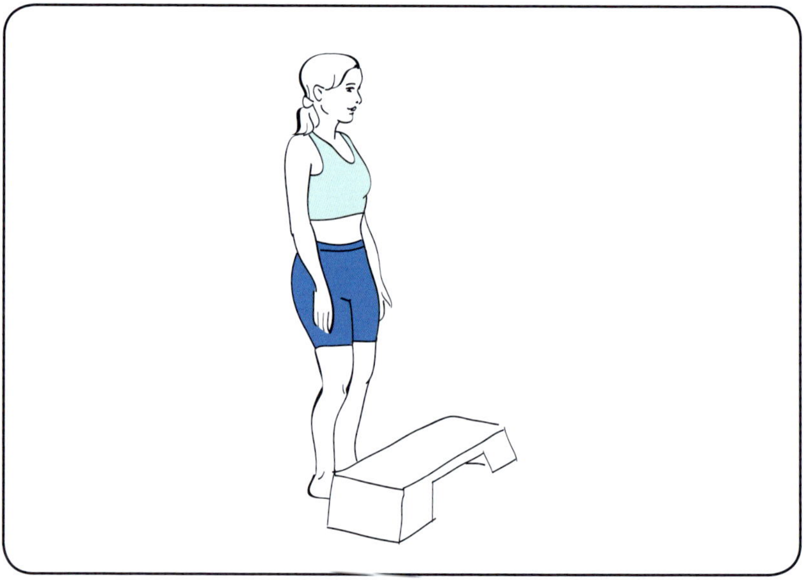

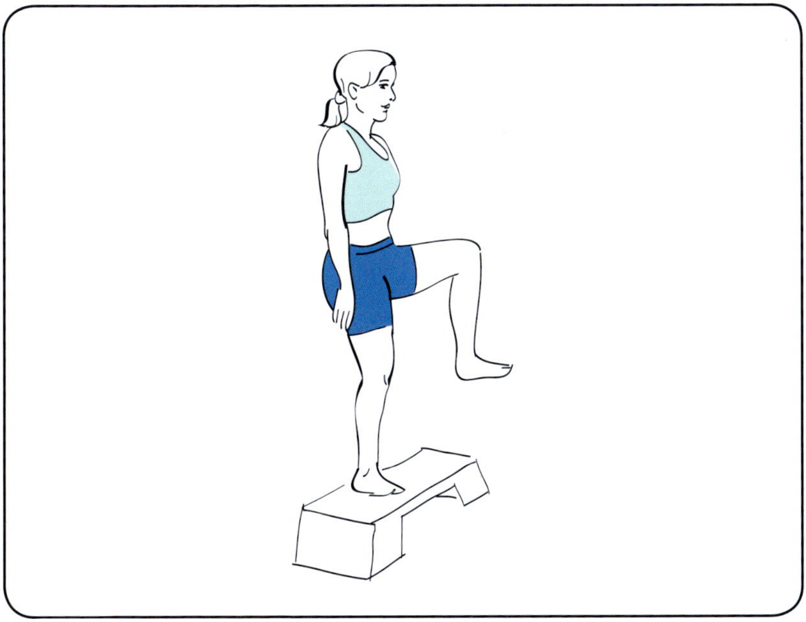

2. Stellen Sie den rechten Fuß auf die Stufe und drücken sich nun nach oben. Es arbeitet ausschließlich das rechte Bein! Überprüfen Sie, dass Sie gerade bleiben, der Oberkörper neigt sich nicht nach vorn. Wenn das rechte Bein gestreckt ist, stellen Sie den linken Fuß neben den rechten, verlagern Sie das Gewicht nach links und gehen mit dem rechten Fuß wieder herunter. Erst sämtliche Wiederholungen mit rechts, dann das Ganze mit links.

Varianten:

- Verwenden Sie unterschiedlich hohe Hilfsmittel. Je höher eins ist, desto schwieriger wird die Lektion.
- Hoch hinaus: Stellen Sie das zweite Bein nicht auf der Stufe ab, sondern führen es weiter hoch, bis sich in der Kniekehle ein 90-Grad-Winkel ergibt. Mit je einer Kurzhantel in der Hand oder Manschetten an den Fußgelenken wird die Übung noch heftiger.

Kniendes Hüftstrecken

Das Hüftstrecken ist auch für Anfängerinnen recht gut zu schaffen. Richten Sie Ihre Aufmerksamkeit auf Ihren Rücken, der nicht ins Hohlkreuz fallen, aber auch keinen Buckel bilden darf.

Muskelgruppen: Oberschenkel- und Gesäßmuskeln
Hilfsmittel: keines, eventuell eine Gymnastikmatte
Anfängerin: 5–8 Wiederholungen
Fortgeschrittene: 15–20 Wiederholungen

Ausführung

1. Gehen Sie in den Vierfüßlerstand. Die Knie sind leicht geöffnet, die Hände sind unterhalb der Schultern aufgestützt. Der Nacken ist gerade, das Gesicht zeigt also zum Boden. Vom Hinterkopf bis zum Gesäß sollte sich eine Linie ergeben, auf der man ein Tablett abstellen könnte.
2. Heben Sie nun das rechte angewinkelte Bein an. Der Oberschenkel wird so hoch gehoben, dass er die Verlängerung des Rückens dar-

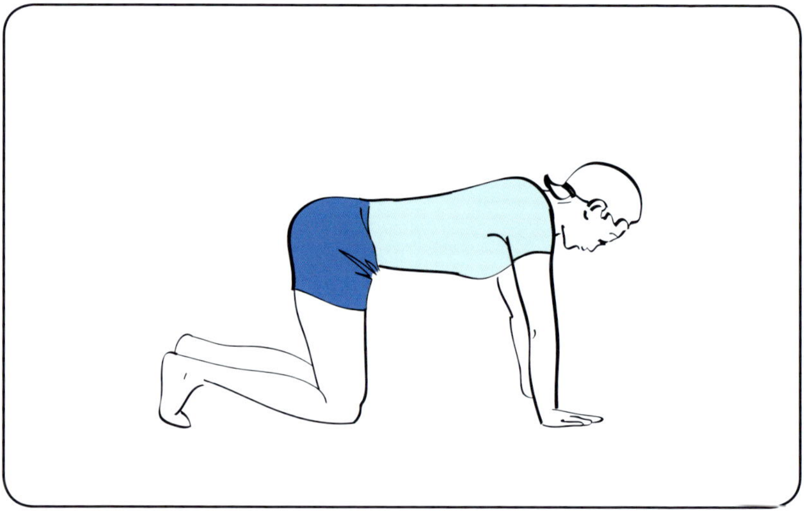

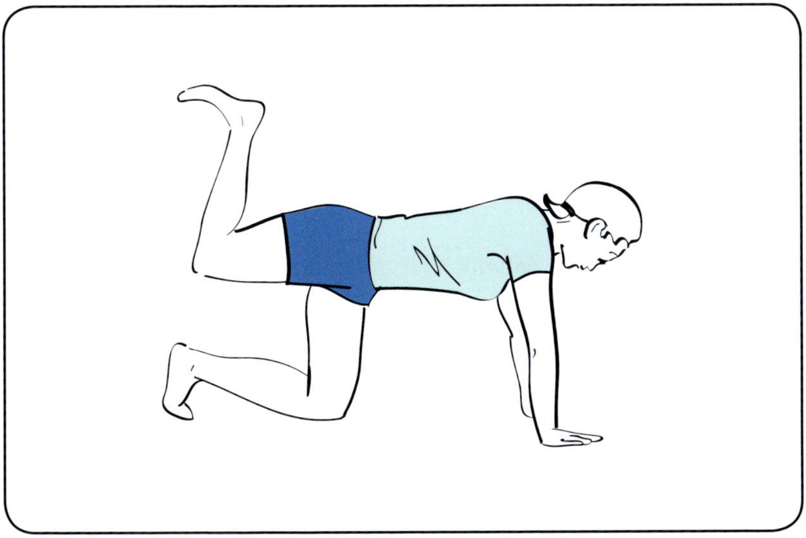

stellt und parallel zum Boden endet. Der Unterschenkel zeigt entsprechend senkrecht nach oben.

3. Halten Sie die Position kurz, ehe Sie das Bein wieder sinken lassen. Das Knie nicht auf dem Boden absetzen, sondern kurz davor die Übung wiederholen. Nach der gewählten Anzahl das Bein absetzen und das Ganze mit dem linken Bein durchführen.

Variante:

- Für noch mehr Kraft heben Sie das angewinkelte Bein an. Der Oberschenkel darf nicht höher als bis auf Gesäßhöhe gebracht werden. Dort das Bein ausstrecken, kurz halten, wieder anwinkeln und zurück nach unten bringen. Nicht aufsetzen, sondern erneut heben. Wenn Sie die Grund-Variante üben, aber dennoch eine Erschwernis suchen, können Sie ein Paket Mehl oder einen kleinen Medizinball in die Kniekehle legen. Oder Sie binden eine Manschette unterhalb des Knies um.

Ausfallschritt

Der Ausfallschritt ist eine wunderbare Übung, weil sie immer und überall, ob im Hotel oder im Büro, eingeschoben werden kann. Beine und Po werden beansprucht und sehr schön definiert.

Muskelgruppen: Oberschenkel-, Waden und Gesäßmuskeln
Hilfsmittel: elastisches Trainingsband
Anfängerin: 5–8 Wiederholungen
Fortgeschrittene: 20–30 Wiederholungen

Ausführung

1. Stellen Sie sich aufrecht hin, die Füße sind etwa hüftbreit geöffnet, die Knie sind leicht gebeugt. Legen Sie Ihr Gymnastikband um die Knöchel. Stellen Sie die Füße nun noch ein Stück weiter auseinander, bis das Band gespannt ist.

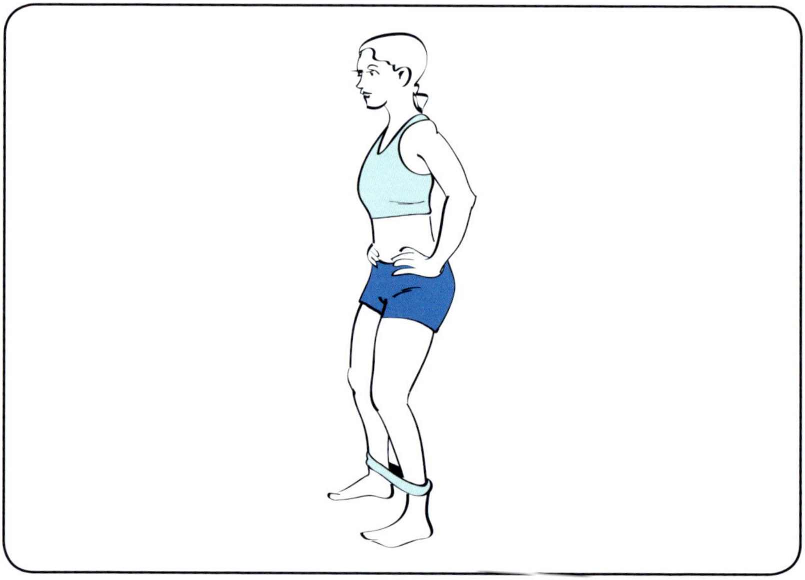

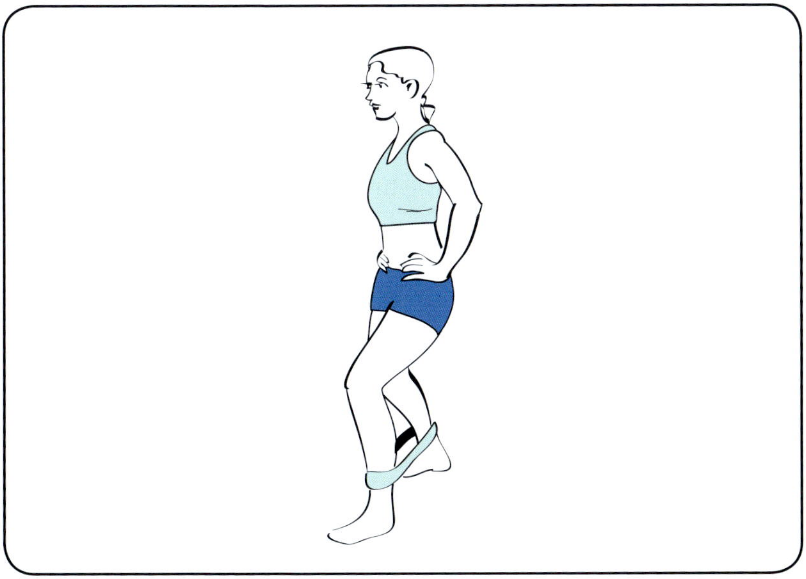

2. Hände locker an die Hüften, machen Sie dann einen Schritt nach vorn. Das Band muss die Spannung halten. Achten Sie außerdem darauf, dass Ihr Rücken gerade ist, Blickrichtung nach vorn, auch der Nacken ist gerade, die Schultern nicht zu den Ohren ziehen.
3. Nehmen Sie den Fuß wieder in die Ausgangsposition und machen Sie direkt mit dem gleichen Fuß wieder einen Schritt vor und zurück. Erst nach sämtlichen Wiederholungen ist der andere Fuß an der Reihe.

Variante:

- In einer Sporthalle oder draußen können Sie nach dem ersten Schritt das hintere Bein nachziehen und dann damit einen Schritt nach vorn gehen. Bei zehn Wiederholungen müssen Sie 20 Schritte machen, damit jedes Bein die Wiederholungsfrequenz erreicht. Haben Sie kein Band zur Hand, machen Sie einen großen Schritt vor und beugen das vordere Knie bis 90 Grad, das hintere berührt beinahe den Boden. Zehenspitzen und Knie zeigen nach vorn, Oberkörper und Hüfte gerade!

Umgekehrter Unterarmstütz

Zwar wird hier die Muskulatur der Beine und im Gesäß gezielt angesprochen, aber auch viele kleine Muskeln im Rumpf haben zu arbeiten. Im Grunde ist es eine perfekte Ganzkörperübung, die Sie jeden Tag machen können, um Verspannungen zu bekämpfen.

Muskelgruppen: Gesäßmuskel und Rückenstrecker sowie Bein-, Bauch- und Schultermuskulatur
Hilfsmittel: keines, eventuell eine Gymnastikmatte
Anfängerin: 3–5 Wiederholungen
Fortgeschrittene: 10–15 Wiederholungen

Ausführung

1. Setzen Sie sich mit gestreckten Beinen auf den Boden, die Beine sind geschlossen. Lehnen Sie sich nun zurück und legen die Unterarme auf die Matte. Die Hände liegen flach auf dem Boden, die Fingerspitzen zeigen in Richtung Ihrer Füße. Die Oberarme sind nahezu senkrecht, die Ellenbogen etwa schulterbreit voneinander entfernt. Ihr Gewicht ruht auf den Unterarmen.

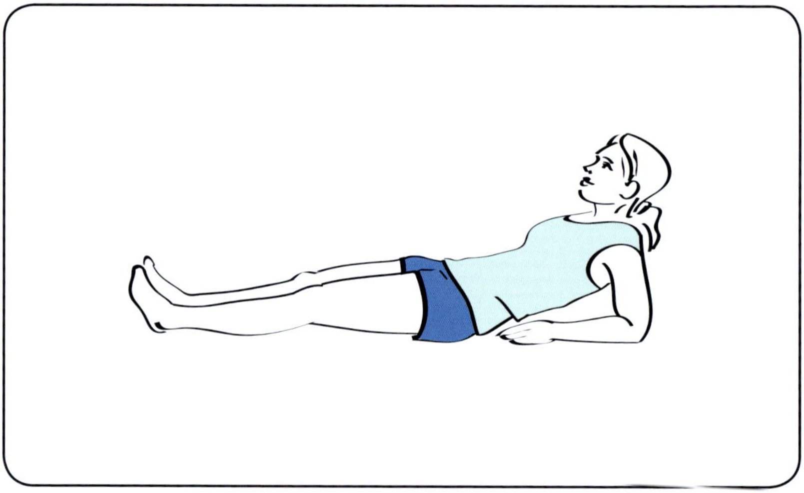

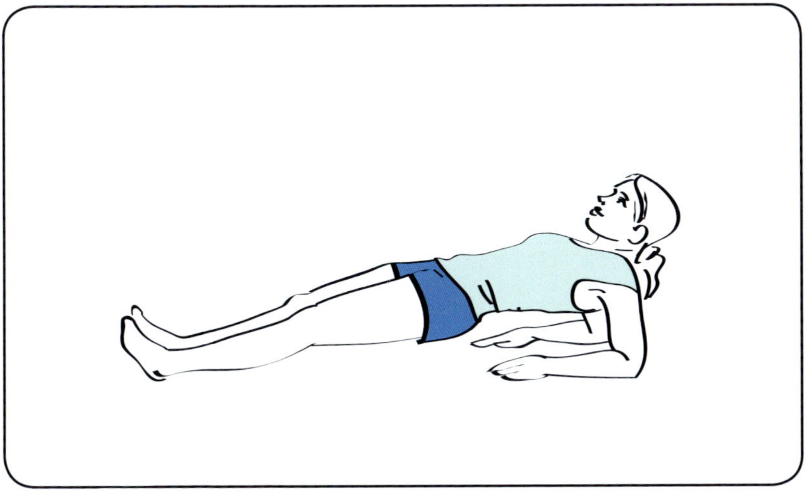

2. Spannen Sie Bauch und Po an. Heben Sie nun das Gesäß langsam von der Matte, das Gewicht lastet nur noch auf Unterarmen und Fersen, der gesamte Körper bildet eine Linie. Halten Sie die Position 10–20 Sekunden, dann langsam absetzen, wenige Sekunden ausruhen und erneut anheben.

Tipp:

Achten Sie darauf, dass Ihr Kinn nicht in Richtung Brust wandert. Nie ruckartig oder mit Schwung arbeiten.

Varianten:

- Für einen größeren Trainingseffekt können Sie einen kleinen Medizinball oder einen gefüllten Rucksack auf Ihren Unterbauch legen.
- Oder Sie lösen ein Bein vom Boden, nachdem Sie Ihren Körper in die Schwebe gebracht haben. Ferse wieder aufsetzen und erst dann das Gesäß zurück auf die Matte bringen. Beim nächsten Durchgang ist das andere Bein dran.

Wandsitzen

Das Wandsitzen ist eine prima Übung für zwischendurch. Sie kräftigt Beine und Hinterteil, während der Rücken während der Übung entlastet wird.

Muskelgruppen: vordere Oberschenkelmuskeln und Gesäßmuskel, hintere und innere Oberschenkelmuskulatur sowie Rückenstrecker
Hilfsmittel: Trainierte können Kurzhanteln verwenden
Anfängerin: 3–5 Wiederholungen
Fortgeschrittene: 10–15 Wiederholungen

Ausführung

1. Stellen Sie sich aufrecht mit dem Rücken zu einer Wand hin. Die Füße sind etwa einen Schritt von der Wand entfernt und minimal nach außen gedreht. Die Fußspitzen zeigen also nicht ganz gerade nach vorn.

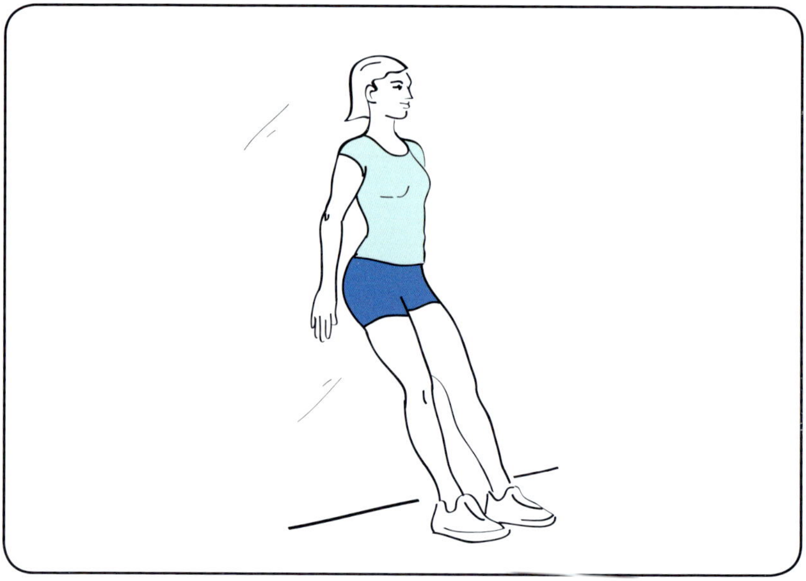

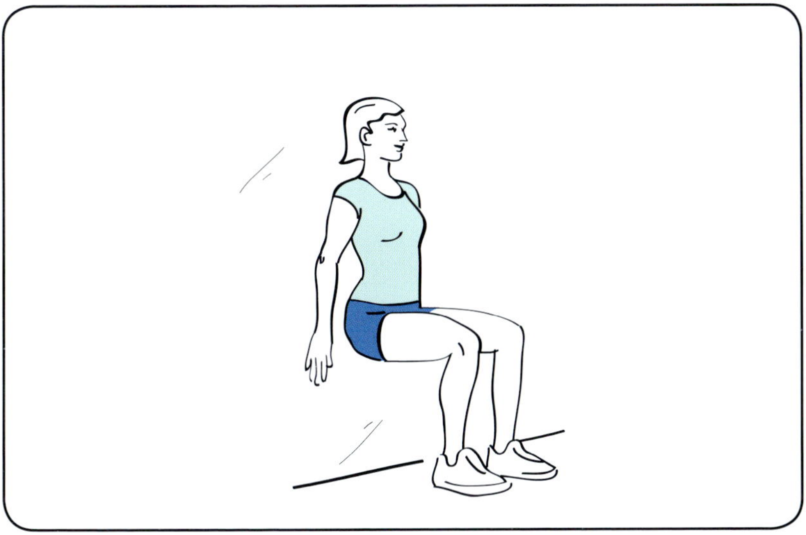

2. Lassen Sie Ihren Rücken nun gegen die Wand sinken, Ihr Körper bildet eine Diagonale, die Arme hängen locker herunter. Spannen Sie Po und Bauch an und pressen den gesamten Rücken an die Wand. Achten Sie darauf, dass zwischen Wand und Wirbelsäule kein Hohlraum ist. Nun rutschen Sie daran herunter, bis Ihre Knie einen 90-Grad-Winkel ergeben. Diese Position einige Sekunden halten, wieder aufrichten und kurz die Spannung lösen.

Tipp:

Die Frage, wie lange Sie in der Sitzhaltung bleiben, hängt von Ihrem Trainingszustand ab. Bedenken Sie, dass Sie noch weitere Wiederholungen vor sich haben. Gehen Sie also nicht gleich bei der ersten Durchführung ans Limit.

Varianten:

- Um sich die Sache etwas zu erleichtern, können Sie Ihre Hände auf die Oberschenkel legen und sich so ein wenig abstützen.
- Schwerer wird es, wenn Sie in jede Hand eine Kurzhantel nehmen. Arme locker neben dem Körper hängen lassen.

Cool-down und Dehnübungen

Geschafft! Sie haben einen großen Teil Ihrer Muskeln bearbeitet und zum Wachstum angeregt. Wie Sie bereits gelesen haben, können Dehnungen Mikroverletzungen, die dabei entstanden sein können, noch ein wenig verstärken. Darum ist es optimal, wenn Sie nur ganz locker auf der Stelle laufen oder in die Sauna gehen, um Ihr Programm abzuschließen. Die folgenden Dehnübungen heben Sie sich auf und machen Sie etwa eine Stunde nach dem Training. Falls das schwierig ist, schließen Sie sie direkt an Ihre Übungen an. Führen Sie das gesamte Cool-down dann einfach nur besonders sacht und vorsichtig aus. Es geht um sanftes Dehnen, nicht um Zerren oder um Rekorde nach dem Motto: Wer kommt am weitesten? Stellen Sie sich vor, dass Ihre Muskeln gerade Höchstleistungen abgeliefert haben und jetzt erst richtig mit ihrer Aufbauarbeit beschäftigt sind. Mehr als ein wenig Pflege sollten Sie ihnen da nicht zumuten.

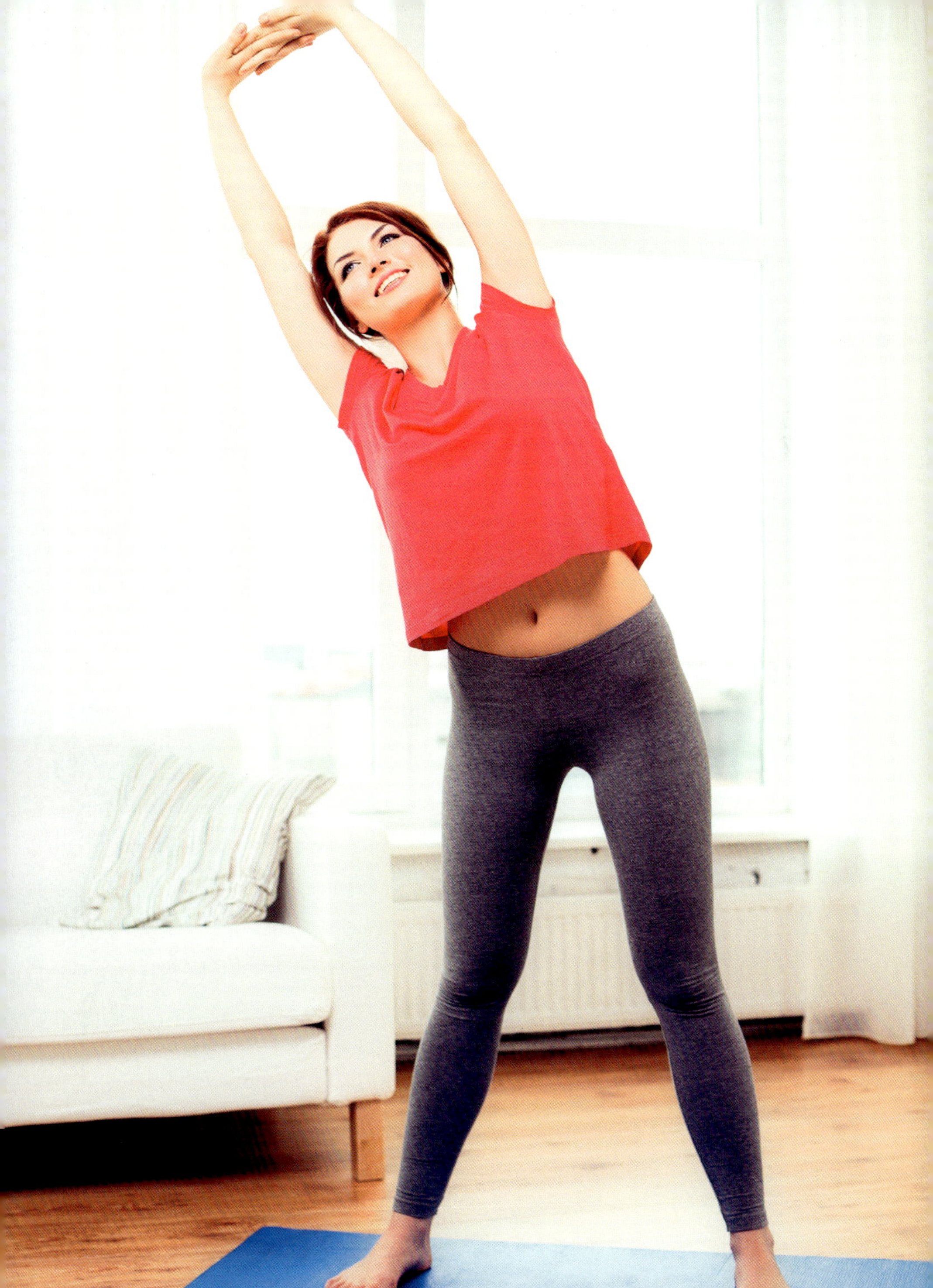

Herabschauender Hund

Diese Dehnübung ist eine klassische Yoga-Position. Sie werden merken, wie der gesamte Körper angenehm gestreckt wird.

Muskelgruppen: gesamte Beinmuskulatur, Rücken-, Gesäß- und Schultermuskeln
Hilfsmittel: keines, eventuell eine Gymnastikmatte
Anfängerin: 20–30 Sekunden
Fortgeschrittene: 30–60 Sekunden

Ausführung

1. Knien Sie sich im Vierfüßlerstand auf den Boden. Die Knie sind leicht geöffnet, die aufgestellten Hände befinden sich unterhalb der Schultern. Passen Sie auf, dass der Rücken nicht durchhängt.
2. Stellen Sie zuerst die Fußballen auf, spannen Bauch und Po an und drücken das Hinterteil nach oben. Versuchen Sie, Becken und Gesäß mittig zu positionieren, sodass Ihr Körper ein umgedrehtes V bildet. Sowohl die Arme als auch die Beine sind gestreckt, die Fersen berühren nicht den Boden.

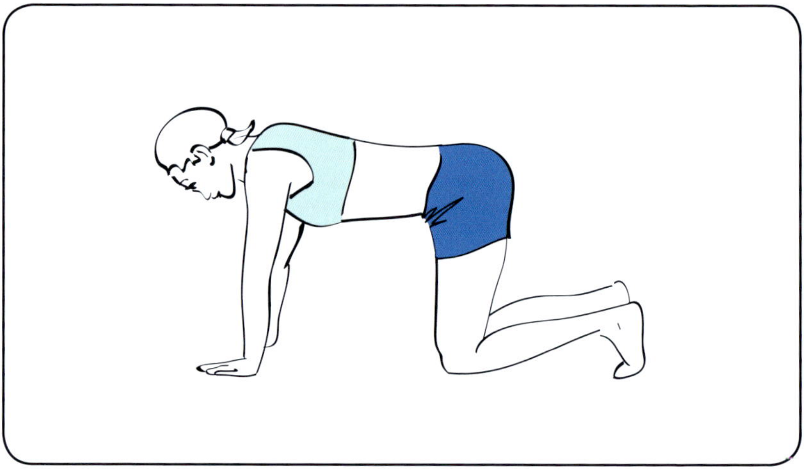

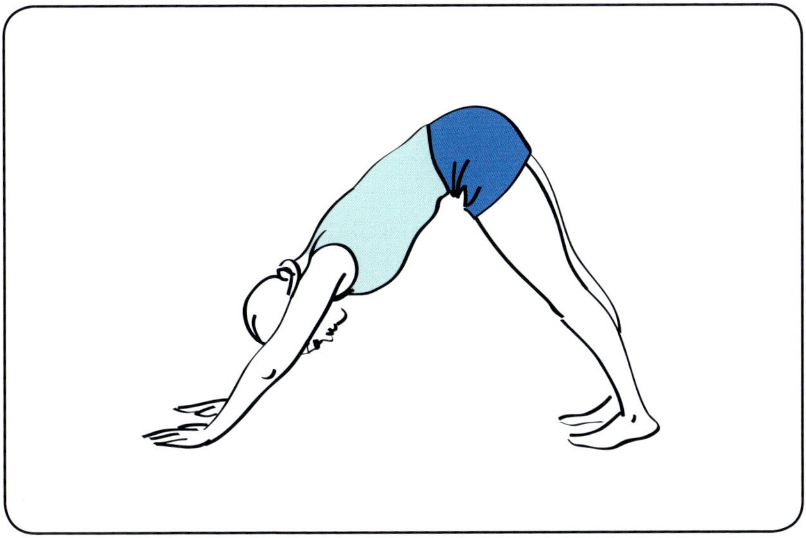

Tipp:

Verkürzte Bänder und Fehlhaltungen führen oft dazu, dass diese Haltung nicht sauber eingenommen werden kann. Überprüfen Sie, ob Ihr Nacken wirklich gerade ist. Die Arme berühren die Ohren. Für einen sicheren Halt spreizen Sie die Finger.

Varianten:

- Wer Probleme damit hat, seinen Rücken gerade zu halten, sollte zunächst die Knie etwas gebeugt lassen, dann ganz langsam durchdrücken. Die Konzentration liegt auf der sauberen V-Form. Ihre Schultern sollten nicht in Richtung der Ohren gezogen werden. Atmen Sie die ganze Zeit tief und gleichmäßig ein und aus.
- Falls Sie den Herabschauenden Hund gut eine Minute halten können, dürfen Sie ruhig versuchen, Ihre Fersen langsam zum Boden zu bringen.

Seitliche Dehnung

Diese Übung ist wenig spektakulär. Sie gelingt eigentlich jedem. Es gibt sie auch als Kraft-Version. Dann nehmen Sie in die Hand, zu deren Seite Sie sich neigen, eine Hantel. Es würden mehrere Wiederholungen flott hintereinander folgen. Beim Cool-down langsam und in Ruhe arbeiten.

Muskelgruppen: schräge Bauchmuskeln und Taille
Hilfsmittel: keines
Anfängerin: 10–30 Sekunden
Fortgeschrittene: 30 Sekunden

Ausführung

1. Stellen Sie sich aufrecht hin, die Füße sind etwa hüftbreit geöffnet, die Knie sind ganz leicht gebeugt. Der Oberkörper ist gerade, die Schultern drücken leicht nach hinten, die Brust kommt raus.

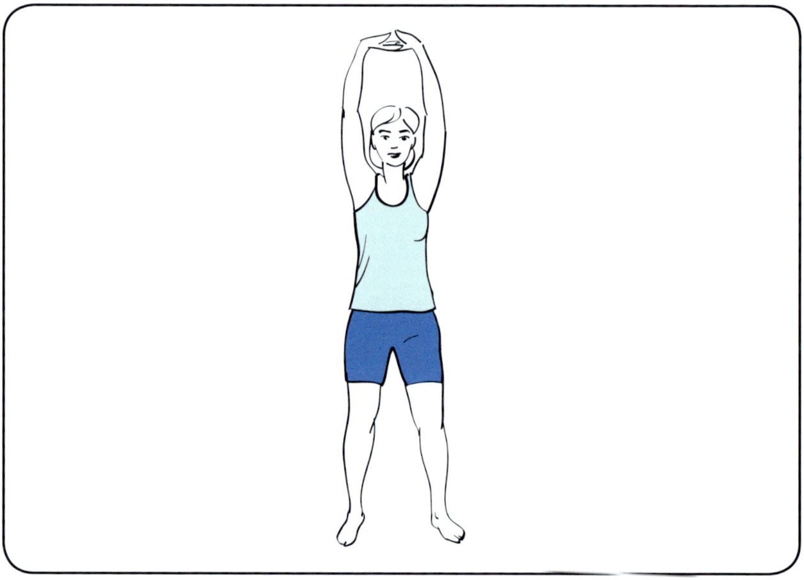

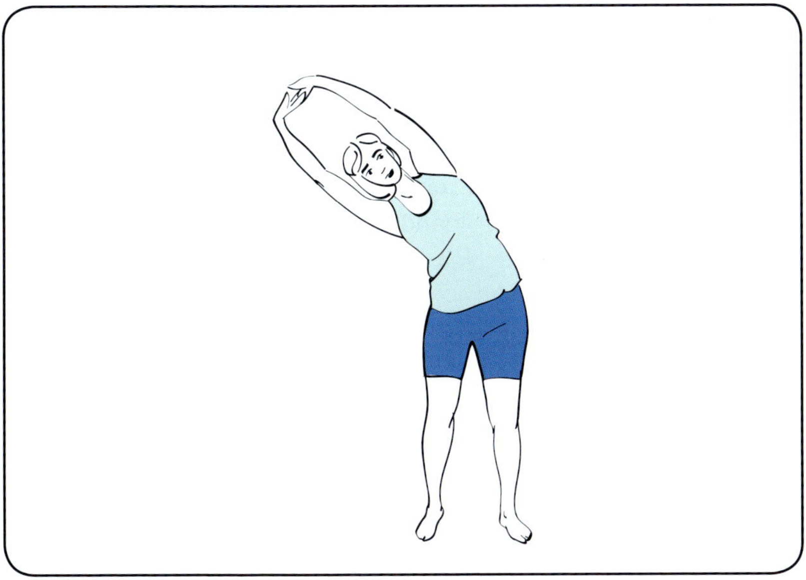

2. Verschränken Sie Ihre Hände, führen Sie sie über den Kopf und drehen Sie sie dabei so, dass die Handflächen nach oben zeigen.

3. Spannen Sie Bauch und Po an und neigen Sie den Oberkörper nun zur Seite. Wichtig ist, dass er dabei gerade bleibt, auch die Beine bleiben unverändert. Stellen Sie sich einfach vor, etwa auf Brusthöhe wäre ein Seil angebracht, an dem jemand gleichzeitig zur Seite und nach unten zieht. Die Bewegung wird nicht von den Armen geführt, sondern vom Rumpf. Ihre Blickrichtung bleibt immer nach vorn.

Varianten:

- Sobald Sie die Dehnung in der Außenseite spüren, halten Sie an und verharren in der Position. Wenn Sie mögen, können Sie, anstatt zurück in die Ausgangsposition zu gehen, die Neigung nach einigen Sekunden noch ein Stück verstärken.
- Etwas einfacher wird es, wenn Sie die rechte Hand an das rechte Bein legen. Neigen Sie sich zur rechten Seite, der linke Arm ist nach oben gestreckt, die linke Hand führt die Dehnbewegung.

Beindehnung

Ihre Beine wurden zwar beim Herabschauenden Hund bereits gedehnt, trotzdem sollten Sie diese Übung nicht ausfallen lassen. Sie ist schnell gemacht und wird meist als sehr angenehm empfunden, da der Rest des Körpers Pause hat.

Muskelgruppen: Oberschenkelmuskulatur
Hilfsmittel: keines, eventuell eine Gymnastikmatte
Anfängerin: 20 Sekunden
Fortgeschrittene: 30–45 Sekunden

Ausführung
1. Legen Sie sich ausgestreckt auf den Rücken. Die Arme liegen ebenfalls gestreckt neben dem Körper. Die Füße liegen beieinander.
2. Winkeln Sie das rechte Knie an und heben Sie das Bein etwas an, sodass Sie die Wade mit beiden Händen greifen können. Achtung, der

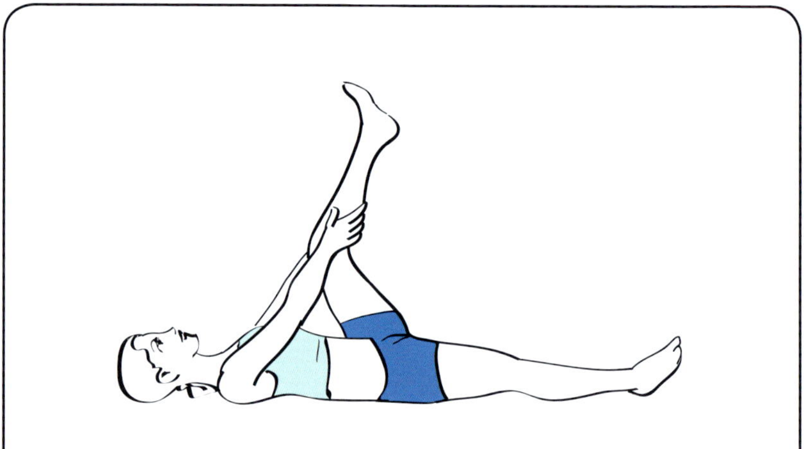

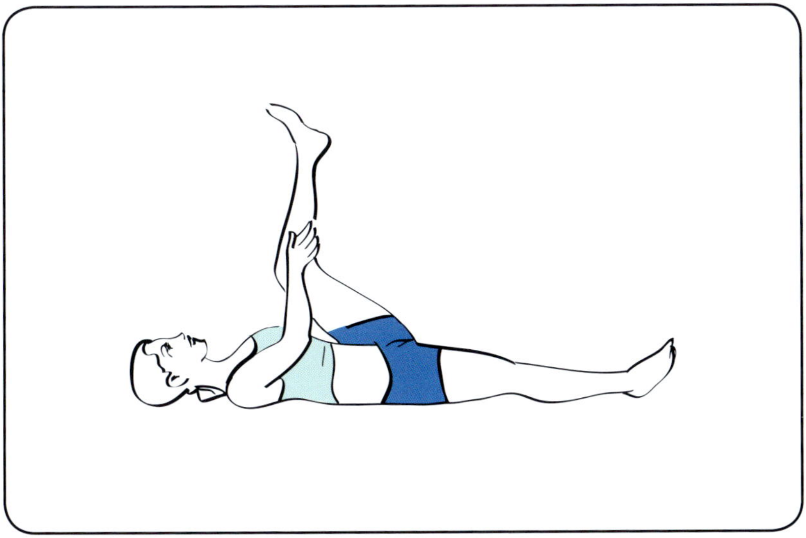

Rücken und auch die Schultern sollen am Boden bleiben. Sie müssen also das Bein recht weit in Richtung Brust bringen.

3. Ziehen Sie den Oberschenkel weit zur Brust, das Knie bleibt leicht gebeugt. Eine Weile halten, dann langsam ablegen. Anschließend dehnen Sie das linke Bein.

Varianten:

- Wer nicht sonderlich gelenkig ist, kann auch die Kniekehle oder den Oberschenkel umfassen.
- Im Stehen: Falls Sie sich nicht hinlegen mögen, können Sie die Oberschenkel auch im Stehen dehnen. Stellen Sie sich dazu aufrecht hin, die Füße sind wenig geöffnet. Führen Sie einen Fuß in Richtung Hinterteil, greifen Sie den Knöchel und ziehen Sie sanft. Wichtig dabei ist, dass die Oberschenkel parallel und geschlossen sind, das Knie des Standbeins ist leicht gebeugt. Kurz halten, absetzen und Bein wechseln. Die Übung schult zusätzlich Ihren Gleichgewichtssinn. Sie können sich natürlich auch an einer Wand oder einem Stuhl festhalten.

Rückendehnung

Diese Rückendehnung ist besonders sanft und gleichzeitig eine herrliche Entspannungsübung. Konzentrieren Sie sich, wenn Sie die gedehnte Position eingenommen haben, mal ganz auf Ihren Atem und auf die Muskeln, die Sie in Ihrem Rücken spüren.

Muskelgruppen: Rückenmuskulatur
Hilfsmittel: keines, eventuell eine Gymnastikmatte
Anfängerin: 30 Sekunden
Fortgeschrittene: 1 oder 2 Minuten

Ausführung

1. Gehen Sie in den Vierfüßlerstand. Die Arme sind etwa schulterbreit aufgestellt, die Fingerspitzen zeigen nach vorn, die Knie sind leicht geöffnet, die Fußrücken liegen am Boden. Wichtig: Ihr Nacken ist gerade, das Gesicht zeigt also nach unten.

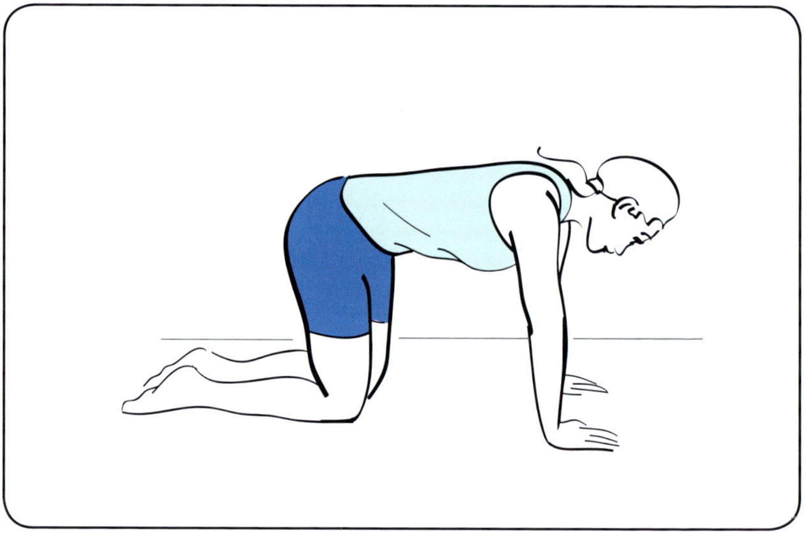

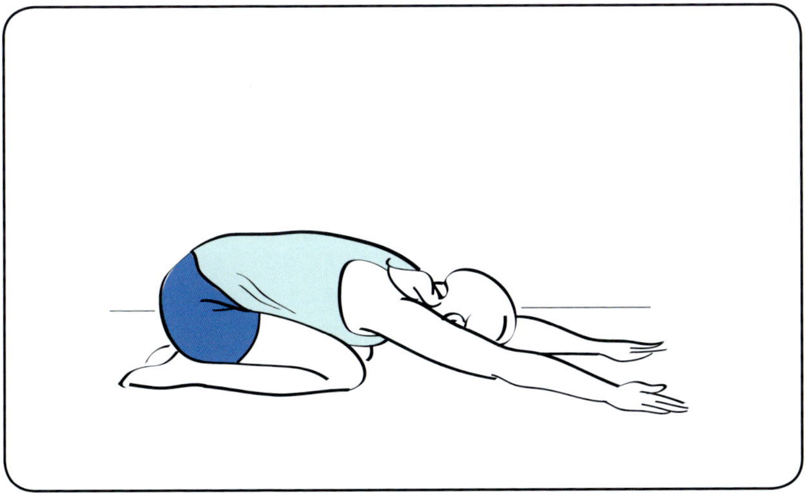

2. Schieben Sie langsam das Gesäß immer weiter nach hinten und unten, bis Sie auf Ihren Unterschenkeln bzw. den Füßen zum Sitzen kommen. Die Hände bleiben an Ort und Stelle, sodass die Arme nun ausgestreckt sind. Der Kopf ruht zwischen den Oberarmen mit Blickrichtung zur Matte.

3. Spüren Sie in diese Dehnung hinein. Empfinden Sie sie als starke Streckung? Dann halten Sie diese die vereinbarte Zeit aus. Bemerken Sie kaum eine Dehnung? Dann können Sie die Hände ruhig noch ein Stück nach vorn schieben, um den Rücken ganz lang zu machen.

Tipp:

Kniebeschwerden sind leider weit verbreitet. Sollten Sie davon betroffen sein, ist Ihnen der Fersensitz womöglich unangenehm. Probieren Sie die Übung mit einem dicken Kissen, das Sie am Anfang auf Ihren Waden platzieren.

Falls auch das noch Schmerzen verursacht, legen Sie sich einfach auf den Rücken und strecken gleichzeitig Arme und Beine in die Länge, als wollten Sie tatsächlich ein Stückchen größer werden.

Katzenbuckel

Mit dem Katzenbuckel können Sie Ihr Cool-down abschließen. Ihr Rücken wird Wirbel für Wirbel bewegt, letzte Verspannungen weichen und Sie sind wieder fit, um sich den Anforderungen des Alltags zu stellen, bzw. können sich entspannen und zufrieden Ihren Feierabend genießen.

Muskelgruppen: Rücken-, Bein- und Wadenmuskulatur
Hilfsmittel: keines
Anfängerin: 10 Wiederholungen
Fortgeschrittene: 15 Wiederholungen

Ausführung

1. Ausgangsposition ist die gehockte Position mit zu 90 Grad angewinkelten Kniegelenken. Ihre Füße stehen dabei etwa hüftbreit voneinander entfernt. Legen Sie dabei den Oberkörper auf den Oberschenkeln ab. Ihre Hände sind ca. 30 Zentimeter vor den Fußspitzen

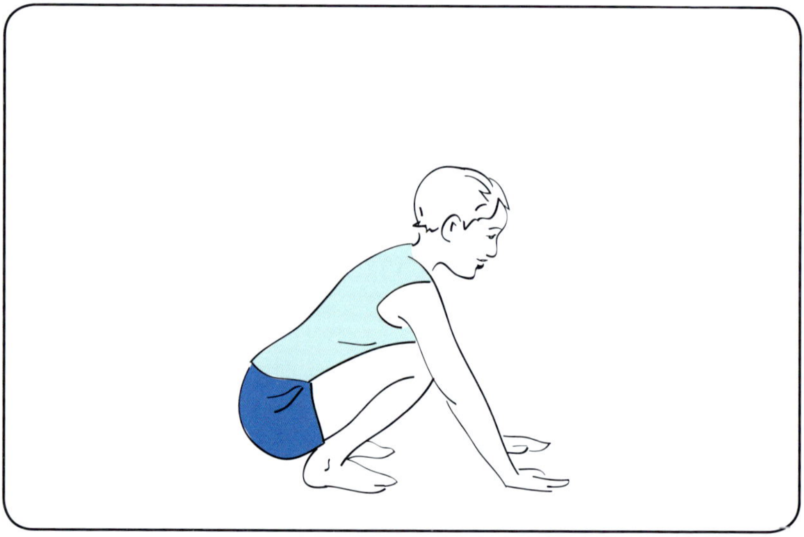

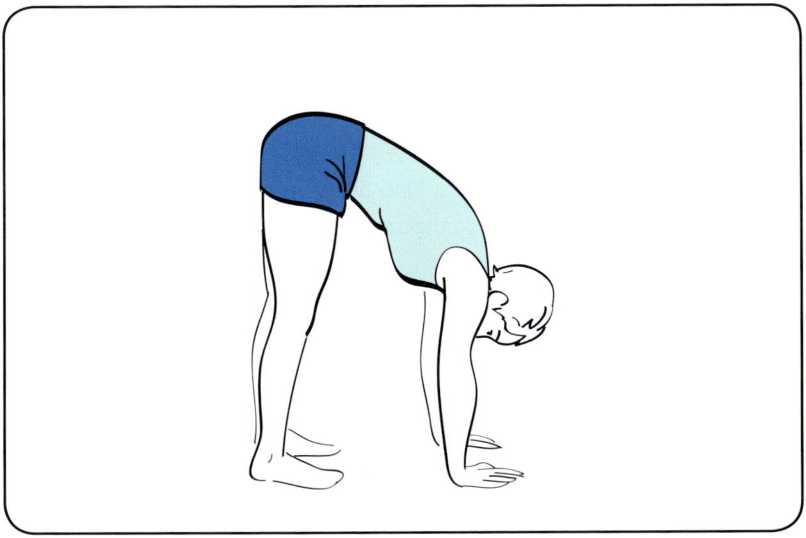

auf dem Boden. Achten Sie dabei darauf, dass der Rücken gerade ist und Ihr Kopf eine Verlängerung des Rückens bildet.

2. Führen Sie nun langsam und kontrolliert Ihre Oberschenkel nach oben und machen Sie die Beine dabei möglichst gerade. Nun ziehen Sie Ihren unteren Rücken und das Gesäß nach oben, bis die für Sie größtmögliche Dehnung erreicht wurde. Ihre Hände bleiben dabei die ganze Zeit auf dem Boden. Der Oberkörper bleibt nah am Oberschenkel.

3. Halten Sie nun die Position ungefähr 10 Sekunden und atmen Sie langsam und ruhig in die Dehnung hinein. Kehren Sie danach in die Ausgangsposition zurück. Wiederholen Sie die Übung 10–15-mal und achten Sie dabei immer darauf, dass Sie die Bewegungen langsam und bedächtig ausführen.

Variante:

- Wenn Sie es nicht schaffen, die Hände die ganze Zeit auf dem Boden zu lassen, können Sie auch eine einfachere Variante ausführen, bei der die Hände während der Übung die Achillesfersen festhalten.

Register

Impressum

Benzstraße 56, D-71272 Renningen

www.garant-verlag.de
ISBN 978-3-7359-1478-1

Erfahren Sie mehr!

Komplettproducing: twinbooks, München (Eva Hutter)
Text: Iris Ottinger für twinbooks, München
Alle Abbildungen © Shutterstock Images; Illustrationen: Margarete Klenner